解くだけで記憶力がアップする

脳活ドリル

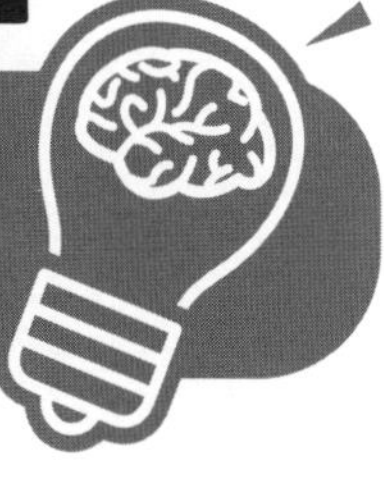

[監修] 篠原菊紀
公立諏訪東京理科大学教授

永岡書店

※本書では、「Nバック」というワーキングメモリを鍛えるトレーニングが楽しめる仕掛けを施しています。「Nバック」の詳しい説明については21ページをご覧ください。

Nバック
使い方はP.21

B

はじめに

本書を手に取られた方のほとんどが、「最近、めっきり記憶力が落ちてきた」、「身近な人や有名人の名前が出てこない」「うっかりミスが増えた」などと気にされている方だと思います。そして、そういうことは「年のせいだから」と思う一方で、何とかならないものかと思われて、この本を手に取ったのではないでしょうか。

その方々にまずお話ししておきたいのは、**「脳の力は年とともに落ちる一方ではない」**ということです。**むしろ、脳の力は年とともに伸びていく側面が強い**ということです。

たしかに、記憶力は年とともに低下していきます。しかし、人や組織をマネジメントする能力などは経験を積まないと伸びてこないのは当たり前ですし、結晶性知能（クリスタル・インテリジェンス）、つまり水晶のように結晶化していく知能、わかりやすくいうと「知恵」

Nバック
使い方はP.21

1つ前と同じ？ 違う？

2 ◂◂ 1・2・3 Nバックスタート！

や「知識」や「経験」ですが、**この結晶性知能は年とともに伸びていきます。**

当たり前ですが、10代の脳よりは20代の脳のほうが知恵や知識や経験は豊富です。20代より30代、30代より40代、40代より50代、60代、70代、80代と脳自体が抱えている知恵や知識や経験は、いわゆる「年の功」、年とともに豊富になっていくのが当たり前なのです。

この本で鍛《きた》えたいのは、その豊富な知恵や知識や経験を、うまく引き出し、組み合わせ、世のため、人のため、自分のために生かしていく力です。本書でがっちり鍛えてください。

篠原　菊紀

序章

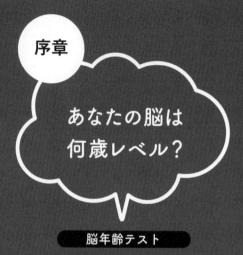

あなたの脳は何歳レベル？

脳年齢テスト

脳年齢テストのやり方

- 全部で9問あります。
- メモ用紙を用意して、答えを記入していきましょう。
- 秒単位で測れる時計を用意し、制限時間がある問題は時間内に解いてください。
- 最後まで解いたらp.16の解答で答え合わせをしてください。途中で答え合わせをしないでください。
- 解答に脳年齢の計算方法があります。

問題 001

制限時間 30秒

スーパーやコンビニで買えるものを思い出して、できるだけたくさん書いてください。

-
-
-
-
-
-
-
-
-
-
-

イラスト
仲間はずれ探し

問題002

制限時間 20秒

次のイラストの中に、ほかと違うものが1つあります。
①〜④のうちどれですか？

①

②

③

④

問題 003

制限時間 30秒

次のⒶの図と合わせると四角形になる図形は、①〜③のうちどれですか？

Ⓐ

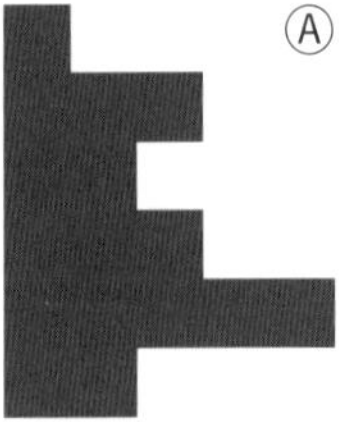

①

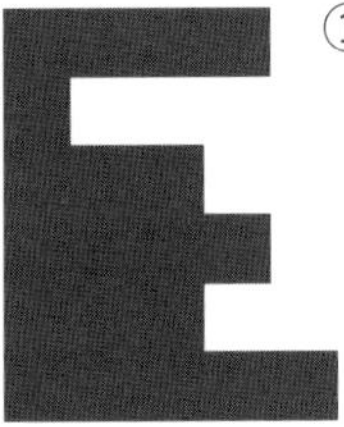

②

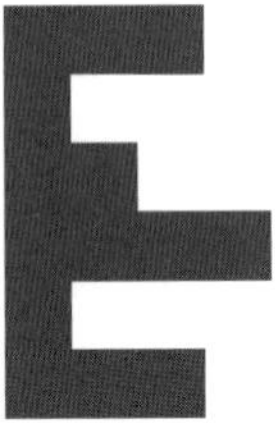

③

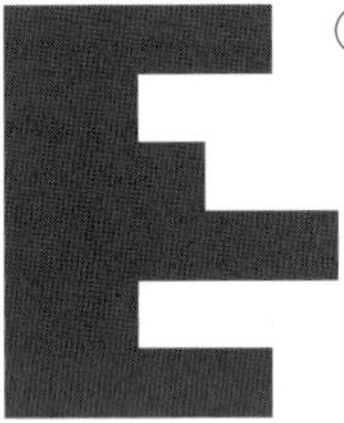

かな
記憶力テスト

問題004

制限時間 10秒

次の4つの言葉を10秒間見て、覚えてください。

- らくだ
- ぼうし
- たおる
- りんご

問題は問題008で出てきます。

問題 005

制限時間 1分30秒

次の文章を読みながら「い」の数をかぞえてください。いくつあるでしょうか。漢字の中にその文字が出てくる場合もあるので、見落とさないようにしましょう。かぞえるときに「い」に印をつけないでください。


　とつぜん、小さな子どもが王さまに向かって言いました。

「王さま、はだかだよ。」

「……なんてこった！　ちょっと聞いておくれ、むじゃきな子どもの言うことなんだ。」

　横にいたその子の父親が、子どもの言うことを聞いてさけびました。そして人づたいに子どもの言った言葉がどんどん、ひそひそとつたわっていきました。

「王さまははだかだぞ！」

　ついに一人残らず、こうさけぶようになってしまいました。王さまは大弱りでした。王さまだってみんなの言うことが正しいと思ったからです。でも、「いまさら行進パレードをやめるわけにはいかない。」と思ったので、そのまま、今まで以上にもったいぶって歩きました。めしつかいはしかたなく、ありもしないすそを持ちつづけて王さまのあとを歩いていきましたとさ。


（アンデルセン童話「裸の王様」より）

間違い探し

問題 006

制限時間 30秒

次のイラストを30秒間見て覚えたら、次のページへ進んでください。

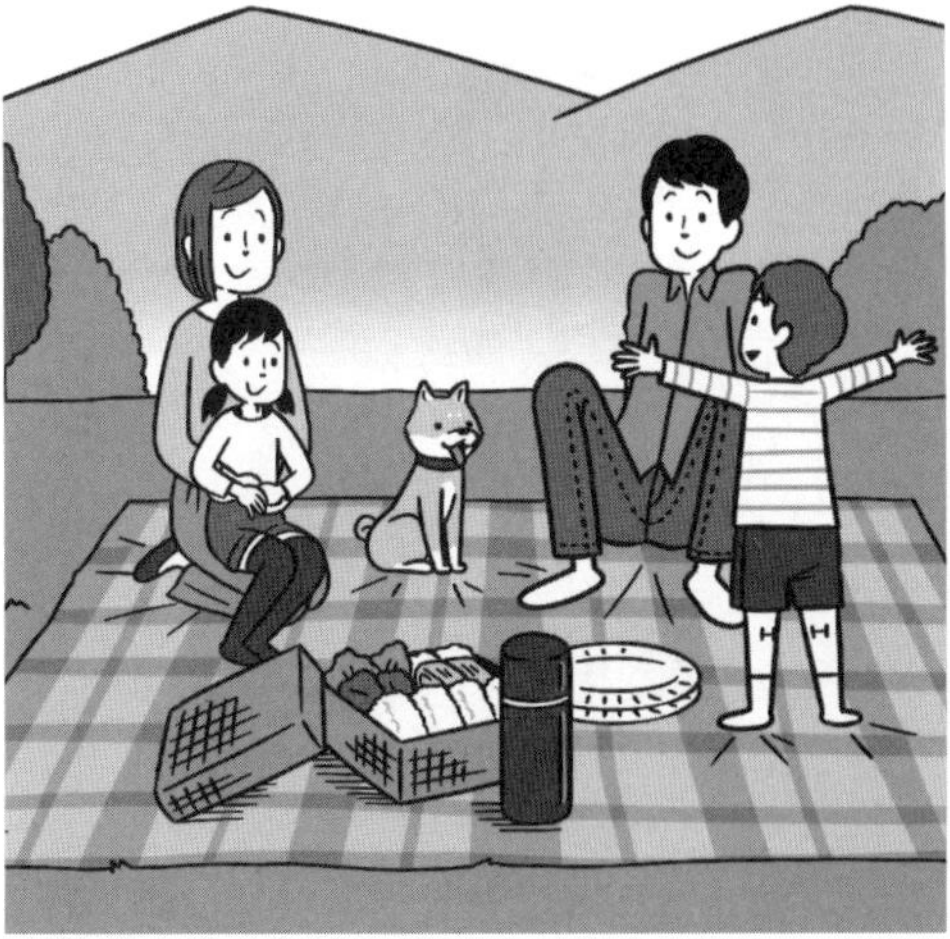

前のページで覚えたイラストと違うところを、3カ所探してください。

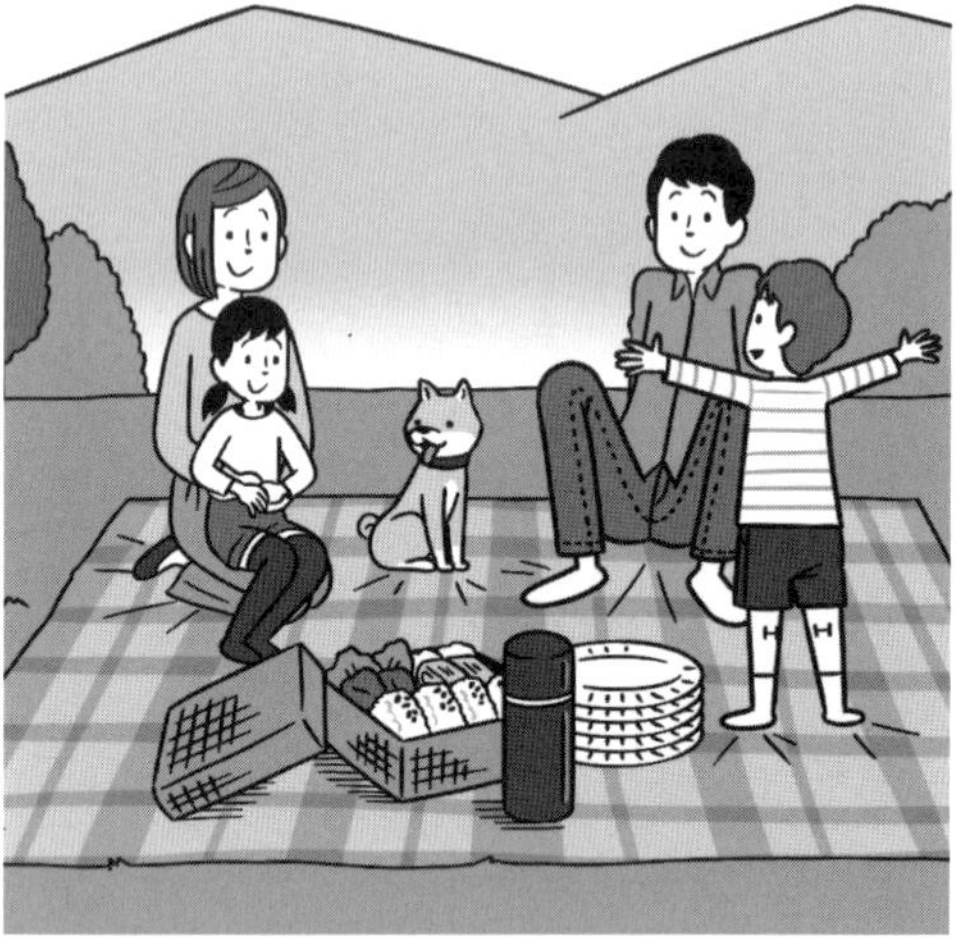

三角形
辺の計算

問題 007

制限時間 1分

次の三角形のどの辺を足しても「9」になるように、1～6の数字を□に入れてください（同じ数字は1回しか使えません）。

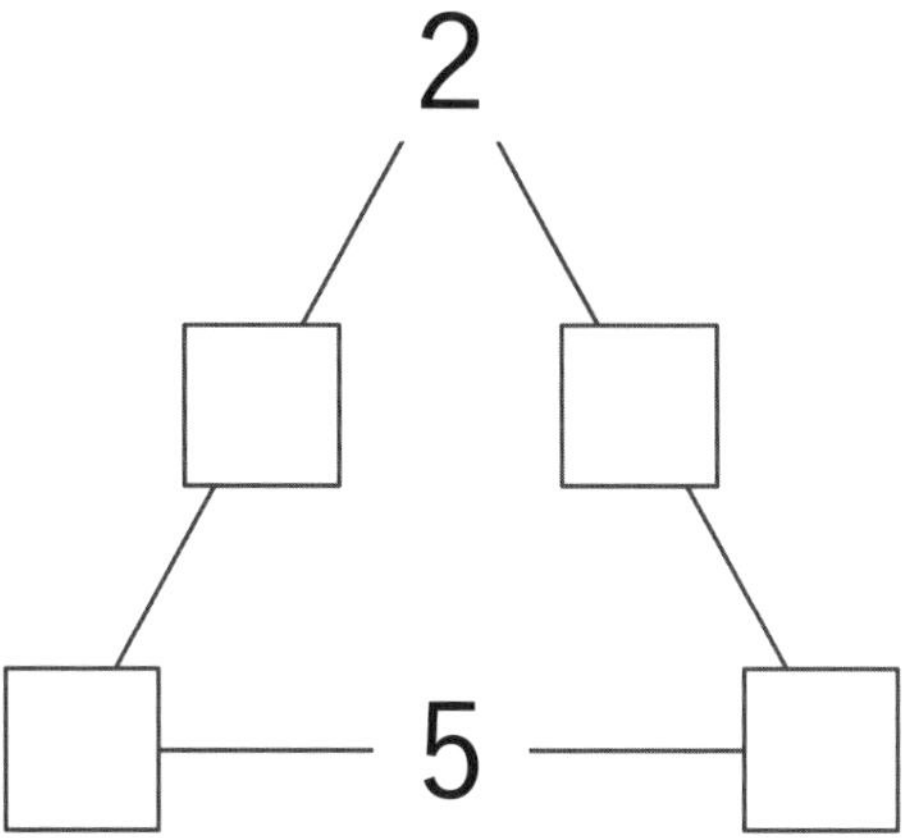

先ほど問題4で覚えた4つの言葉を書いてください。
いくつ覚えていますか？

●

●

●

●

脳エクササイズ

問題 009

次の指示にしたがって、手を動かしてください。

① 机の上に手を乗せます。イラストのように、左右の手を同時に前後に動かしてください。

② そのリズムに合わせて、左手は前後に動かしたまま、右手をグーにして上下に5回動かしてください。

③ ②の動作を、左右を逆にして、同じく5回続けてください。

④ ②と③を3回繰り返してください。

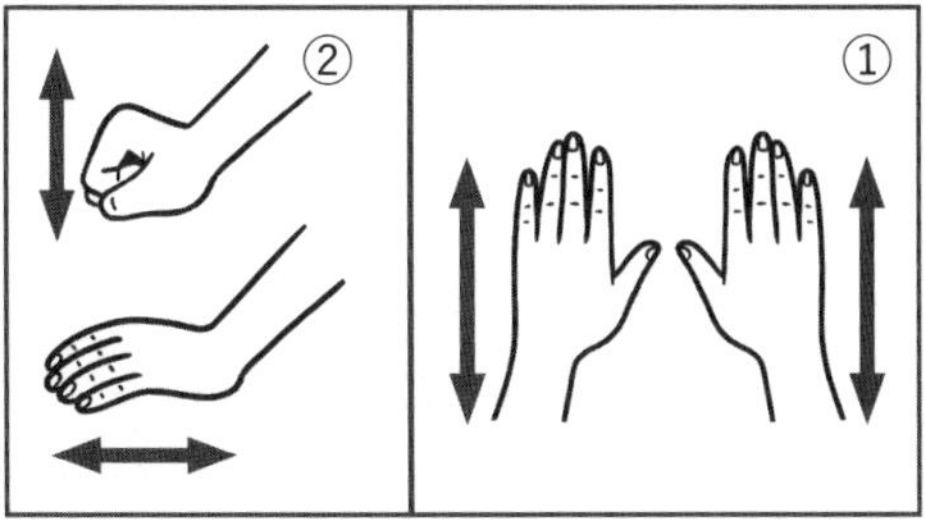

ズバリ、あなたの脳年齢はいくつでしょうか？

脳年齢 ＝ 100 － チェックテストの点数

となります。

チェックテストの点数を確認してみてください。

問題	解答と点数
問題001	書いた個数×３点
問題002	②（羽の模様が異なる）／３点
問題003	①／３点
問題004	配点なし
問題005	25個／５点（±３個以内の違いは３点）
問題006	お皿の数　おにぎりのごま塩　犬の頭の向き ／１カ所１点（計３点）
問題007	次のどちらも正解／３点 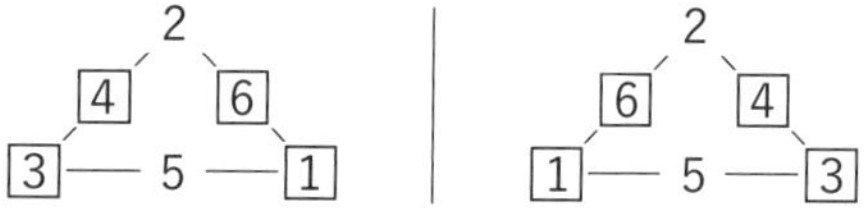
問題008	書いた個数×５点
問題009	楽にできた場合………………３点 なんとかできた場合…………２点 まったくできなかった場合…０点

チェックテストの合計点数は □ 点

あなたの脳年齢 ＝ 100 － □点 ＝ □歳

若々しい脳を手に入れよう！

あなたの脳年齢は、何歳でしたか？

実年齢より下だった方は、その脳の若さをさらに伸ばしてください。実年齢より上だった方は、がっかりなさったかもしれません。でも、落ち込む必要はありません。**この手の脳年齢テストはトレーニング効果があることが知られていますし、こうしたテストのようなトレーニングを行うことで、脳の働きが保たれたり、若返ったりすることも明らかになっているからです。**

脳年齢テストの問題1は、**語の流暢性テスト**と呼ばれるもので、認知症のスクリーニングテストにも組み込まれています。これは、1章の想起力テストを行うことで成績が改善します。

問題2、3は**空間認知力や注意力を調べる問題**ですが、3章の空間認知力テスト、4章の集中力アップテストによって鍛《きた》えられます。

そして脳年齢テストで最も苦労したであろう、問題8、つまり、問題4で「らくだ」「ぼうし」「たおる」「りんご」と言葉を覚えておいて、頭を使う問題を問題5～7でこなし、また思い出すテストは、**ワーキングメモリの入れ子課題と呼ばれるもので、特に年とともに成績の低下が目立つ問題です**。

こうした、「何かを覚えておいて、別の作業をいくつかこなし、また思い出す力」は、仕事でも勉強でも必須の力ですし、コミュニケーション力の基本にもなりますから、しっかり鍛えましょう。実はこの本全体で、このワーキングメモリの力を鍛えているのですが、特に2章のワーキングメモリ・テストが重要です。

アメリカ国立衛生研究所（NIH）は、認知機能（頭の働き）の低下予防に役立つこととして、この本のような頭のトレーニングのほか、**運動すること、生活習慣病の予防や治療を行うこと、人と関わること**などをあげています。

この本で脳を鍛えるとともに、ウォーキングや筋トレ、ジムに通うなどして体を鍛え、野菜、魚が豊富なバランスのよい食事をとり、健康に留意し、人と関わってください。

さらに、「年を取ると集中力が続かなくて……」ということがよく聞かれますが、この側面も問題3と問題5で試すことができます。集中力というのは、やる気や意欲に大きく関わります。日常生活において集中力がなくなると、やろうとしていることがなかなか先に進まなかったり、逆に1つのことに集中しすぎるとほかのことがおろそかになったりするので、適度な集中力が必要です。例えば問題5のように、文の意味を追いながら「い」を探すような作業です。注意を分散させつつ集中を高めるには、4章の集中力アップテストがとてもよいトレーニングになります。

冒頭で申し上げたように、脳はこれからでも鍛えることができます。脳のトレーニングは、何歳からでも遅くないのです。1日10分程度のトレーニングを毎日の日課にして、さらに若々しい脳を手に入れてください。

本書の特徴と使い方

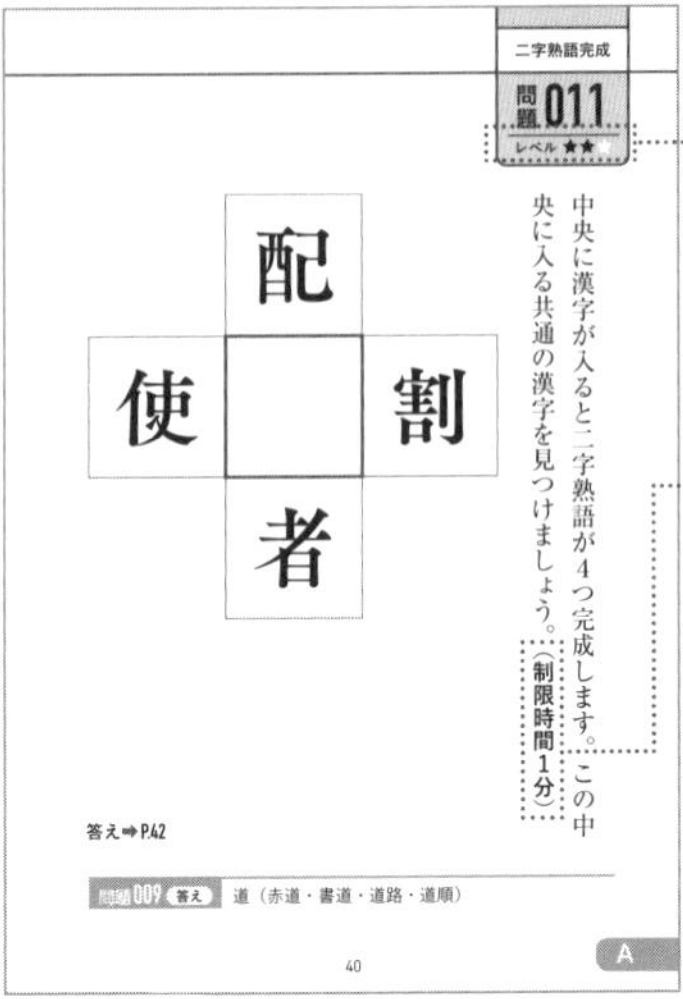

二字熟語完成

問題011

レベル★★☆

中央に漢字が入ると二字熟語が４つ完成します。この中央に入る共通の漢字を見つけましょう。（制限時間１分）

配

使　□　割

者

答え⇒P.42

問題009 答え　道（赤道・書道・道路・道順）

40

A

●レベルは次の三段階に分かれています。難しかったらレベルの低い問題だけを解くのでも結構です。

レベル★★★←難しい

★★☆←ふつう

★☆☆←やさしい

●ほとんどの問題には制限時間が設けられています。時計を用意し、できるだけ制限時間内に解くようにがんばってください。「時間を守る」という負荷をかけるほど脳がよく働きます。一度解けた問題を再度解く場合は、制限時間を半分にするなど、工夫して進めてください。

●答えがわかったら、声に出して答えたり、ノートなどに記入したりしてください。トレーニング効果がより高まります。

●「朝９時から10分、毎日トレーニングする」といったように、毎日少しずつ解く習慣をつけるとより効果的です。

●ところどころに身体を使った脳エクササイズを掲載しています。問題を解く合間にぜひやってみてください。脳活動が高まることはもちろん、気分転換にもなります。

ワーキングメモリを鍛える

Nバックをやってみよう！

「Nバック」の「N」は、ナンバー（Number）のこと。「Nバック」とは、少し前の数字を記憶しておくトレーニングのことです。**Nバックトレーニングの成績がよくなると、IQが向上し、その効果は数カ月続くとの研究もあります**。ぜひチャレンジしてください。

本書の左ページ下にはNバックに使う数字（1～3）が載っています。右ページ下にはアルファベット（A～C）が載っています。

ここでは1～3の数字を例にNバックのやり方を説明します。

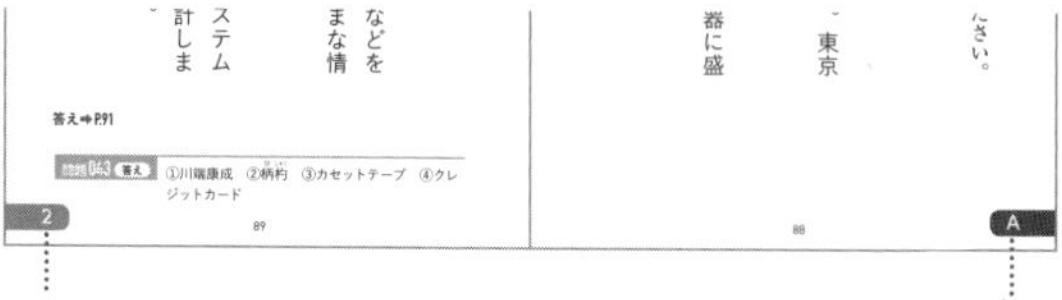

左ページ下には数字（1～3）　右ページ下にはアルファベット（A～C）

Nバックのやり方（数字のNバックを例に）

①本書を左手で持ちます。

②1ページずつめくりながら、1つ前と同じ数字だったら「同じ」、違う数字だったら「違う」と答えます。P3～P41までは1つ前の数字で答えてください。

③P43以降は、2つ前と同じ数字だったら「同じ」、違う数字だったら「違う」と答えます。P43～P121までは2つ前の数字で答えてください。

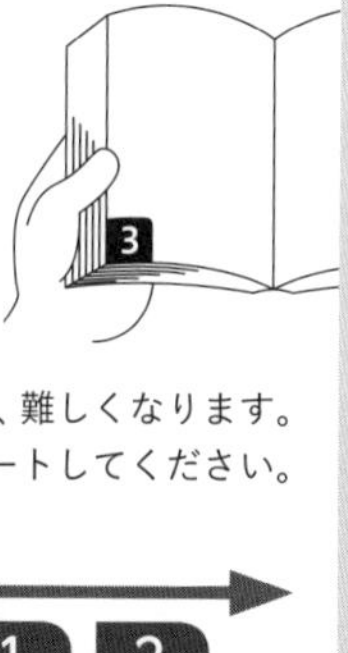

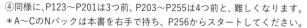

④同様に、P123～P201は3つ前、P203～P255は4つ前と、難しくなります。

＊A～CのNバックは本書を右手で持ち、P256からスタートしてください。

【例】3つ前の場合

1	2	3	1	3	3	1	2
			同じ	違う	同じ	同じ	違う

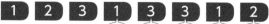

1章

ちょっと前のことが思い出せない をなくそう

想起力テスト

ちょっとひと休み

2章 物忘れが多くなったをなくそう ワーキングメモリ・テスト

ちょっとひと休み

3章 判断に時間がかかるようになった をなくそう

空間認知力テスト

ちょっとひと休み

4章 うっかりミスが多くなったをなくそう 集中力アップテスト

ちょっとひと休み

1章

ちょっと前のことが思い出せないをなくそう

想起力テスト

問題001

レベル★☆☆

（　　）の中に、傍線の言葉と反対の意味の言葉を入れましょう。**（制限時間①～④で1分）**

①暑い日が続いています。

↕（　　　）日が続いています。

②裁判所で違憲判決が下されました。

↕裁判所で（　　　）判決が下されました。

③今、とても満腹です。

↕今、とても（　　　）です。

④このドラマは悲劇です。

↕このドラマは（　　　）です。

答え➡P.32

反意語書き取り

問題 002

レベル ★☆☆

（　）の中に、傍線の言葉と反対の意味の言葉を入れましょう。（制限時間①〜④で1分）

① 複雑な構造をした建物でした。
↕（　　　）な構造をした建物でした。

② 今回の結果に満足です。
↕今回の結果に（　　　）です。

③ 叔父はたいへん無知です。
↕叔父はたいへん（　　　）です。

④ この国は間もなく雨季に入ります。
↕この国は間もなく（　　　）に入ります。

答え➡P.33

問題003

レベル★★☆

（　）の中に、傍線の言葉と反対の意味の言葉を入れましょう。**（制限時間①～④で1分）**

① 価格が高騰しています。

↕ 価格が（　　　）しています。

② 彼はグリーンランドを横断したそうです。

↕ 彼はグリーンランドを（　　　）したそうです。

③ 社長はとても臆病な性格だ。

↕ 社長はとても（　　　）な性格だ。

④ 彼は日本文学に詳しい。

↕ 彼は日本文学に（　　　）。

答え➡P.34

問題001 答え ①寒い・涼しい　②合憲　③空腹　④喜劇

引かずに足して

問題004

レベル★★☆

「人」に2画足して、漢字を3文字作ってください。
（制限時間30秒）

〈例〉人
↓
火

「人」

↓

答え➡P.35

問題002 答え ①単純　②不満・不満足　③博識・博学・物知り
④乾季

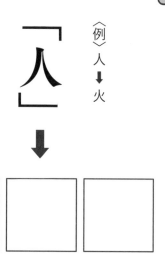

問題005

レベル★★☆

「人」に3画足して、漢字を3文字作ってください。
（制限時間40秒）

〈例〉人
⬇
失

「人」

⬇

答え➡P.36

問題003 答え ①下落・暴落　②縦断　③豪胆・剛胆・勇敢
④疎い・暗い

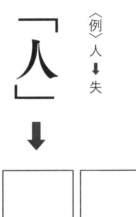

引かずに足して
まだまだ

問題 006

レベル ★★★

「人」に4画足して、漢字を3文字作ってください。

（制限時間50秒）

〈例〉人
↓
次

「人」

↓

答え➡P.37

問題004 答え 天、犬、太、夫など

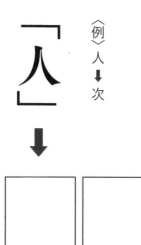

問題 007

レベル ★★★

「人」に5画足して、漢字を3文字作ってください。
（制限時間1分）

〈例〉人➡吹

「人」

⬇

答え➡P.38

問題005 答え　矢、囚、央、以など

二字熟語完成

問題008

レベル ★☆☆

中央に漢字が入ると二字熟語が4つ完成します。この中央に入る共通の漢字を見つけましょう。（制限時間1分）

	集	
球		結
	体	

答え➡P.39

問題006 答え　夷、肉、灰、因など

問題 009
レベル ★☆☆

中央に漢字が入ると二字熟語が4つ完成します。この中央に入る共通の漢字を見つけましょう。（制限時間1分）

	赤	
書		順
	路	

答え➡P.40

問題007 答え 坐、扶、災、決など

二字熟語完成

問題010

レベル ★★☆

中央に漢字が入ると二字熟語が4つ完成します。この中央に入る共通の漢字を見つけましょう。（制限時間1分）

	復	
生		動
	発	

答え➡P.41

問題008 答え 団（集団・球団・団体・団結）

問題 011

レベル ★★☆

中央に漢字が入ると二字熟語が4つ完成します。この中央に入る共通の漢字を見つけましょう。（制限時間1分）

	配	
使		割
	者	

答え➡P.42

問題009 答え　道（赤道・書道・道路・道順）

二字熟語完成

問題012

レベル ★★☆

中央に漢字が入ると二字熟語が4つ完成します。この中央に入る共通の漢字を見つけましょう。**（制限時間1分）**

	干	
収		持
	部	

答え➡P.43

問題010 答え 活（復活・生活・活発・活動）

問題013

レベル★★★

中央に漢字が入ると二字熟語が4つ完成します。この中央に入る共通の漢字を見つけましょう。（制限時間1分）

	離	
子		司
	中	

答え➡P.44

問題011 答え　役（配役・使役・役者・役割）

順番通りに並べる

問題014

レベル★★☆

リストにあるひらがなを漢字にして、順番通りになるよう空欄に入れてください。なお、年齢はすべて数え年です。

（制限時間1分40秒）

61歳＝還暦

70歳＝□

77歳＝□

80歳＝□

88歳＝米寿

90歳＝□

99歳＝白寿

108歳＝□

111歳＝□

リスト

ちゃじゅ　きじゅ　さんじゅ

そつじゅ　こき　こうじゅ

答え➡P.45

問題012 答え 支（干支・収支・支部・支持）

問題015

レベル★★★

リストにあるひらがなを漢字にして、順番通りになるよう空欄に入れてください。**（制限時間1分40秒）**

1月＝睦月
2月＝□
3月＝□
4月＝□

5月＝皐月
6月＝□
7月＝□
8月＝葉月

9月＝□
10月＝□
11月＝□
12月＝師走

リスト

しもつき　かんなづき　やよい
ながつき　きさらぎ　うづき
みなづき　ふみづき（ふづき）

答え➡P.46

問題013 答え 宮（離宮・子宮・宮中・宮司）

ちょっとひと休み

注意力を鍛える30秒脳エクササイズ

注意力を鍛えるためには、ある動作を瞬時に切り替えるエクササイズが効果的です。

すりすりトントン

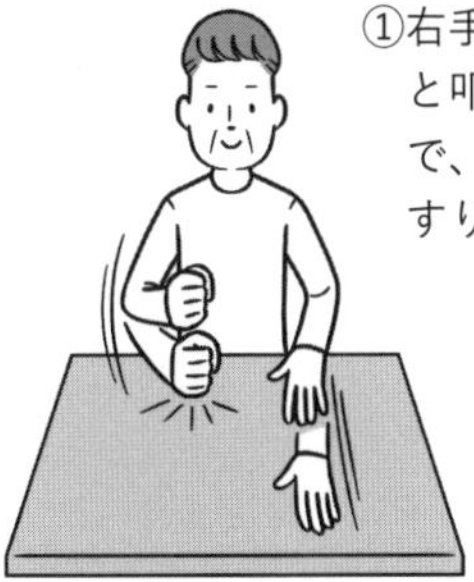

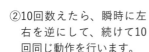

①右手をグーにして机をトントンと叩きます。同時に同じリズムで、左手をパーにして机をすりすりと前後にこすります。

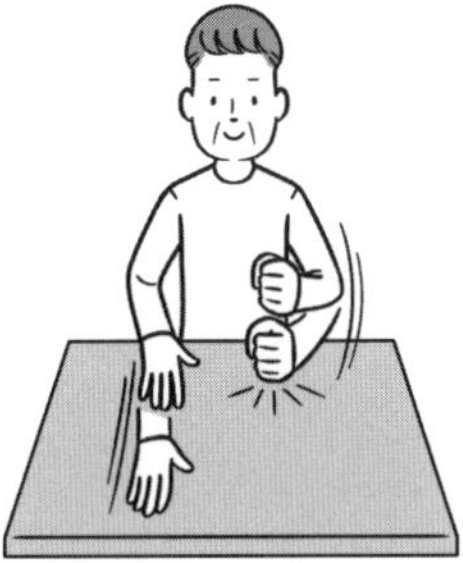

②10回数えたら、瞬時に左右を逆にして、続けて10回同じ動作を行います。

☆徐々にスピードアップして、①②を繰り返し行います。慣れてきたら、机を使わずに空中で行ってみてください。

問題014 答え 70歳＝古希　77歳＝喜寿　80歳＝傘寿
90歳＝卒寿　108歳＝茶寿　111歳＝皇寿

問題 016

レベル ★★☆

次のカタカナの部分を漢字に直しましょう。

（制限時間①～③で2分）

①
・フシンな行動をとる。
・我が社は業績フシンだ。
・国民の政治フシンは深刻だ。

②
・あの人のイシはかたい。
・イシ疎通がうまくできない。
・父のイシを受け継ぐ。

③
・そのことにはカンシンがない。
・周囲のカンシンをかう言動をとる。
・彼の勇気ある行動にカンシンした。

答え➡P.48

問題015 答え 2月＝如月　3月＝弥生　4月＝卯月　6月＝水無月
7月＝文月　9月＝長月　10月＝神無月　11月＝霜月

四字熟語完成

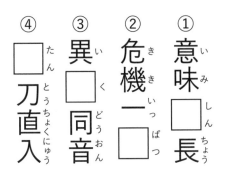

問題017

レベル★★☆

次の熟語の□の部分に漢字を入れましょう。

（制限時間①～④で1分）

① 意《い》味《み》□《しん》長《ちょう》

② 危《き》機《き》一《いっ》□《ぱつ》

③ 異《い》□《く》同《どう》音《おん》

④ □《たん》刀《とう》直《ちょく》入《にゅう》

答え➡P.49

問題 018

レベル ★★☆

次の熟語の□の部分に漢字を入れましょう。
（制限時間①～④で1分）

① 厚《こう》顔《がん》無《む》□《ち》

② 絶《ぜっ》□《たい》絶《ぜつ》命《めい》

③ 興《きょう》味《み》□《しん》々《しん》

④ 温《おん》□《こ》知《ち》新《しん》

答え➡P.50

問題016 答え ①不審・不振・不信　②意志・意思・遺志
③関心・歓心・感心

顔と名前の一致テスト

問題019

レベル★☆☆

次の人の名前を1分間で覚えてください。

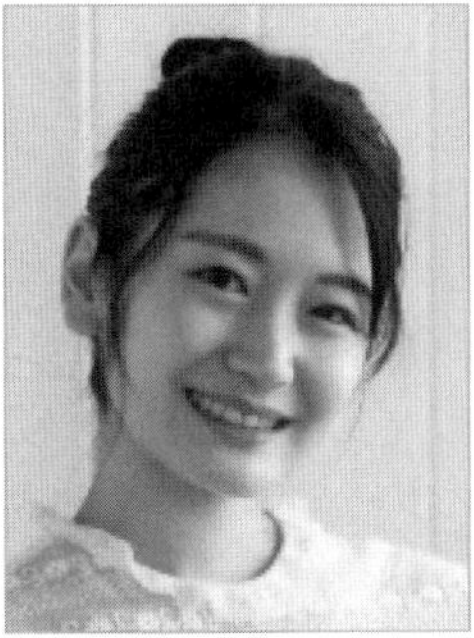

こじまけいこ

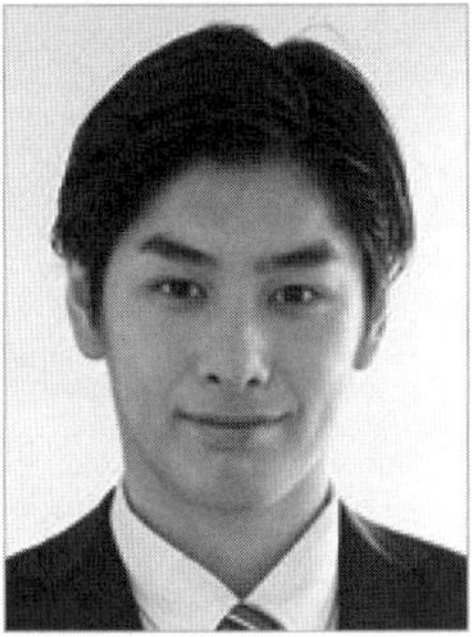

さくらいこうじ

問題017 答え ①深 ②髪 ③口 ④単

次の人の名前を順番に書いてください。

（制限時間①と②で30秒）

①

（　　　　　　　　　　）

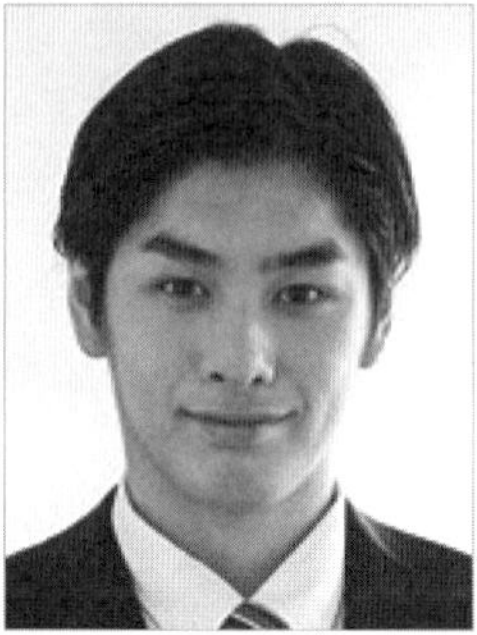

②

（　　　　　　　　　　）

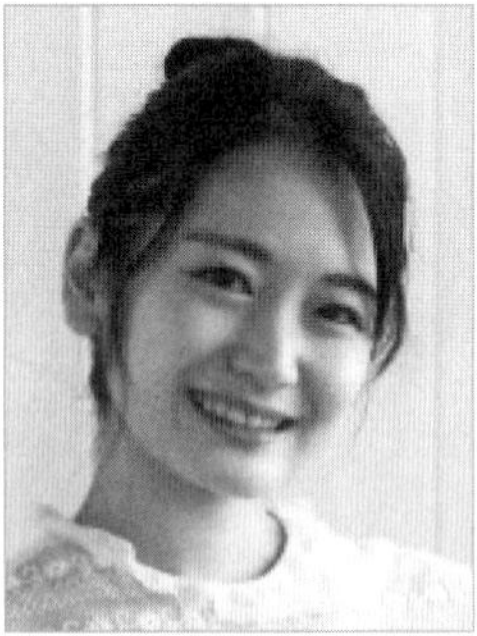

顔と名前の一致テスト

問題 020

レベル ★☆☆

次の人の名前を1分間で覚えてください。

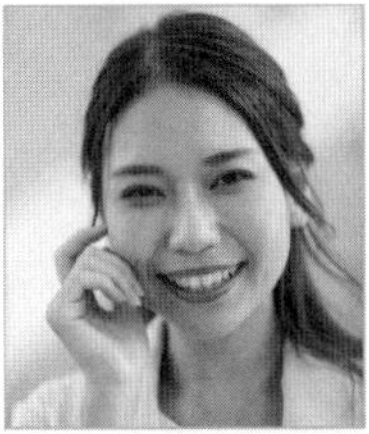

かすがいはるか

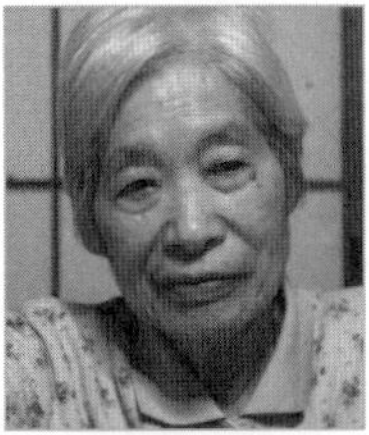

みずたにしょうこ

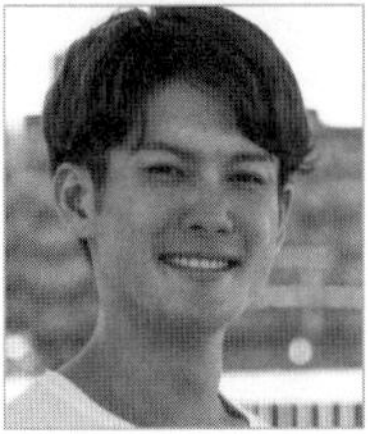

いけやゆうき

次の人の名前を順番に書いてください。

（制限時間①～③で1分）

①

（　　　　　　　　）

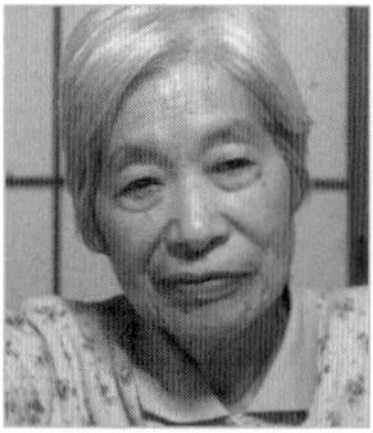

②

（　　　　　　　　）

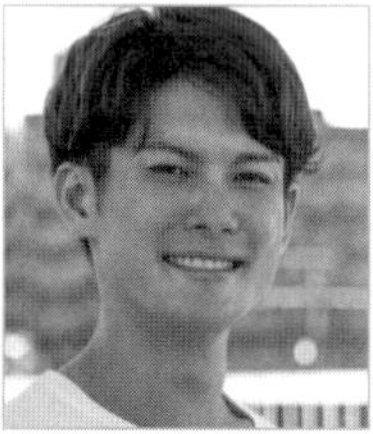

③

（　　　　　　　　）

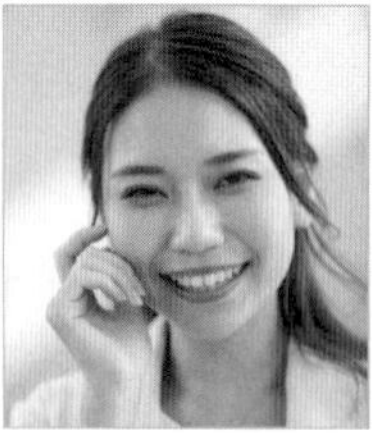

顔と名前の一致テスト

問題 021

レベル ★★☆

次の人の名前を1分間で覚えてください。

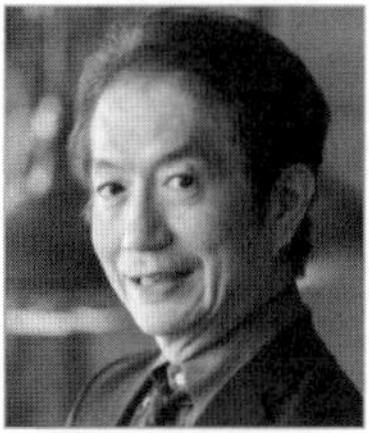

太田　昭一

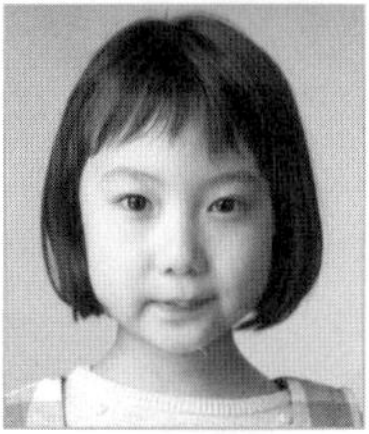

木下　春菜

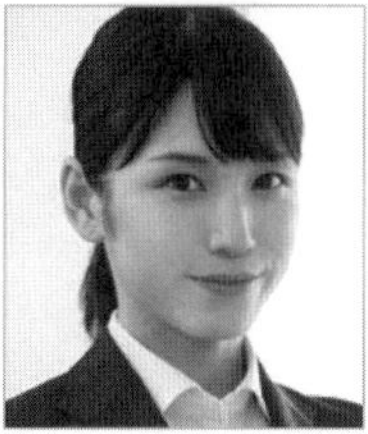

稲垣　のぞみ

次の人の名前を順番に書いてください。
（制限時間①～③で1分）

①
（　　　　　　　　）

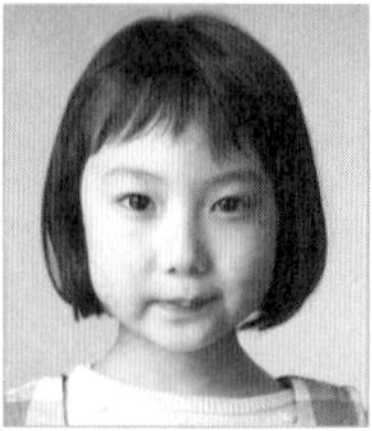

②
（　　　　　　　　）

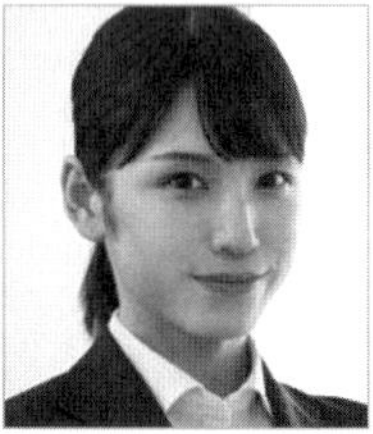

③
（　　　　　　　　）

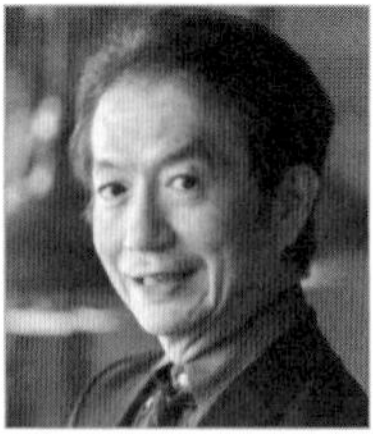

顔と名前の一致テスト

問題 022

レベル ★★★

次の人の名前を1分間で覚えてください。

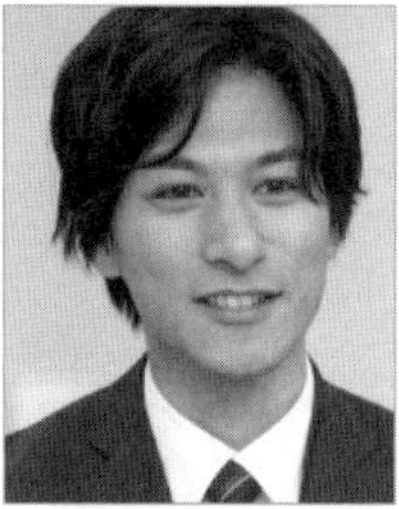

鈴木　幸司

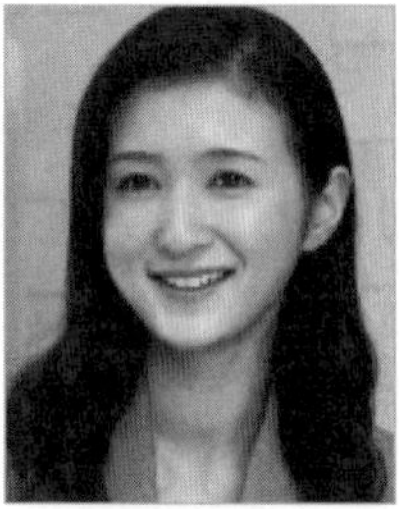

伊藤　沙也加

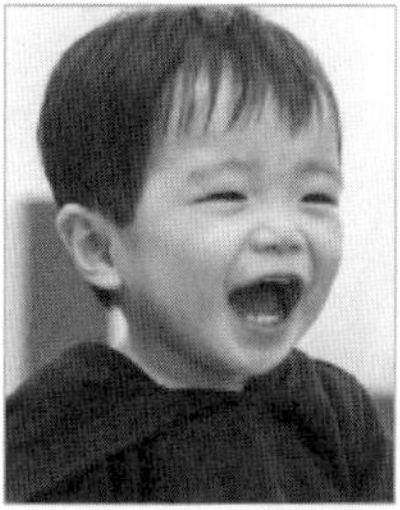

池田　孝太郎

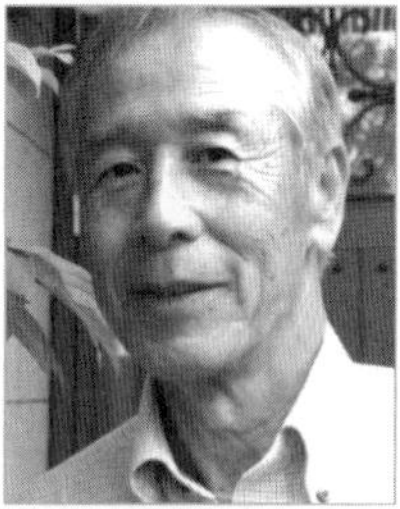

市川　和弘

次の人の名前を順番に書いてください。
（制限時間①〜④で1分）

①

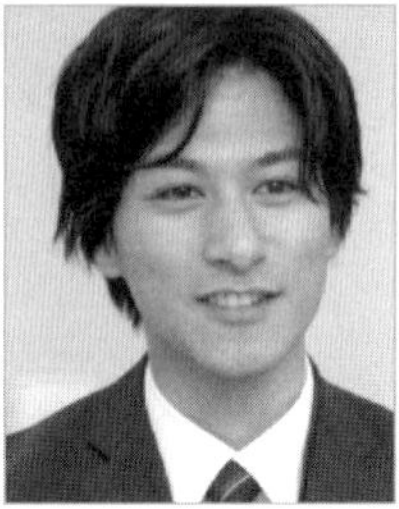

(　　　　　　)

②

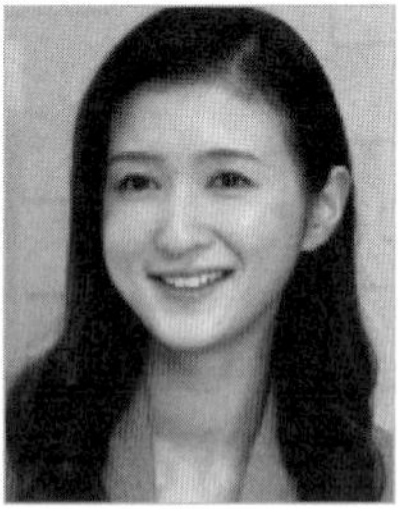

(　　　　　　)

③

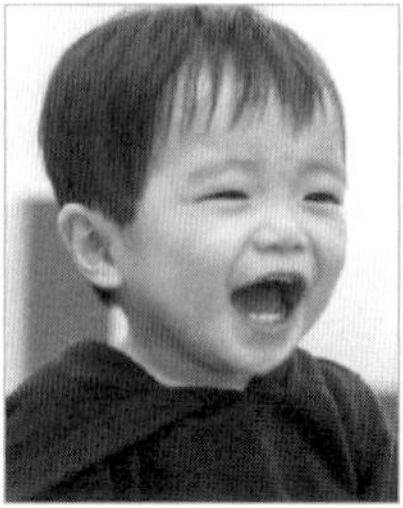

(　　　　　　)

④

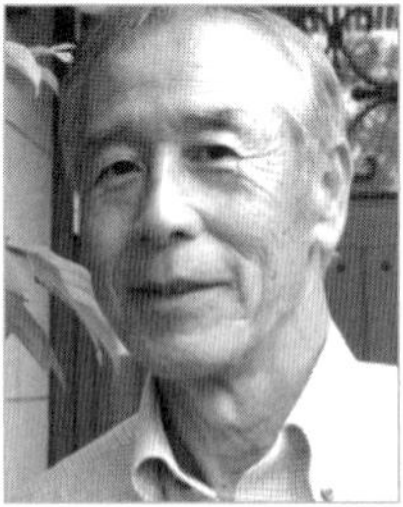

(　　　　　　)

4つ前と同じ？　違う？
A・B・C Nバックスタート！ ▸▸ B

ちょっとひと休み

「もう年だから……」とあきらめないで 再認能力はまだまだ大丈夫

「年とともに記憶力が落ちる」は半分正解ですが、半分は間違いです。

例えば、「さくら」「うめ」「でんしゃ」などを覚えてもらい、それを後で、書く、言う、といった記憶力テスト、これを**再生テスト**と言いますが、**再生テストの成績は20歳くらいをピークにして年とともに低下していきます。**

しかし、覚えた言葉を含むリストを見せ、「さっき覚えたのはどれ？」といった記憶テスト、これを**再認テスト**と呼びますが、**再認テストでは若者と中高年でほとんど差がないことが知られています。**

だから、見た覚えはあるし、覚えた覚えはあるけれど、思い出せないことが増えるのですが、この年とともに成績が低下しない再認テストを実施する前に、中高年に、「人の脳は年を取るとだめになっていく、記憶力は落ちる」とレクチャーすると、再認テストの成績が落ちてしまうのです。

ですから、年を取ると記憶力は落ちてしまうなんて思うだけ損。**いくらでも覚えられると思っていたほうが得だし、覚える力も伸ばしやすくなるのです。**

この意味の
四字熟語は？

問題 023

レベル ★☆☆

左の意味を表す四字熟語を下から選び、線でつなぎましょう。**（制限時間①～⑥で2分）**

① 現在の状態が把握できず、見通しや方針のまったくたたないこと。

② 心にわだかまりがなく、さっぱりした心の状態。

③ よいときも悪いときも、行動や運命をともにすること。

④ とりとめがなく根拠がない、でたらめなこと。

⑤ 内部にも外部にも心配事があること。

⑥ 本質からはずれた、取るに足りないささいなこと。

- 虚《きょ》心《しん》坦《たん》懐《かい》
- 荒《こう》唐《とう》無《む》稽《けい》
- 五《ご》里《り》霧《む》中《ちゅう》
- 内《ない》憂《ゆう》外《がい》患《かん》
- 枝《し》葉《よう》末《まっ》節《せつ》
- 一《いち》蓮《れん》托《たく》生《しょう》

答え➡P.60

この意味のことわざは？

問題024

レベル ★★☆

左の意味を表すことわざを下から選び、線でつなぎましょう。**（制限時間①〜⑥で2分）**

① 中途半端で何の役にも立たないこと。

② むやみに富をうらやまず、満足することが大切であるということ。

③ 一度の失敗に懲りて、用心しすぎること。

④ 何を言っても通じない、一向に効き目がないこと。

⑤ 似た出来事などが次々にあらわれること。

⑥ 弟子が先生よりすぐれた人になること。

- 雨後の筍《たけのこ》
- 羹《あつもの》に懲りて膾《なます》を吹く
- 帯に短し襷《たすき》に長し
- 青は藍より出でて藍より青し
- 起きて半畳寝て一畳
- 馬の耳に念仏

答え➡P.61

問題 025

レベル★★☆

次の略語を正式に書いてみましょう。
（制限時間①〜④で2分）

①公取委

②国体

③東証

④高野連

答え➡P.62

問題023 答え

①五里霧中　②虚心坦懐　③一蓮托生
④荒唐無稽　⑤内憂外患　⑥枝葉末節

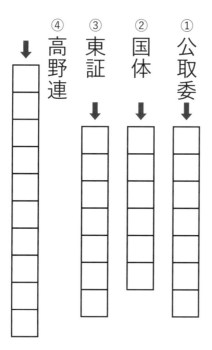

略さないのもいいかもしれない

問題026

レベル★★☆

次の略語を正式に書いてみましょう。
（制限時間①〜④で2分）

① 音協

② 経団連

③ 国保

④ 中教審

答え➡P.63

問題024 答え ①帯に短し襷に長し　②起きて半畳寝て一畳　③羹に懲りて膾を吹く　④馬の耳に念仏　⑤雨後の筍　⑥青は藍より出でて藍より青し

問題 027

レベル ★★☆

次の表現は間違っています。正しい表現に直してください。（制限時間①～⑥で3分）

①取りつく暇もない

②食指を伸ばす

③怒り心頭に達する

④合いの手を打つ

⑤熱にうなされる

⑥眉をしかめる

答え➡P.64

問題025 答え ①公正取引委員会 ②国民体育大会 ③東京証券取引所 ④日本高等学校野球連盟

表現の間違い探し

問題 028

レベル★★★

次の表現は間違っています。正しい表現に直してください。（制限時間①〜⑥で3分）

① 口先三寸

② 雪辱を晴らす

③ 出るくぎは打たれる

④ 物議を呼ぶ

⑤ 上や下への大騒ぎ

⑥ 二の句が出ない

答え➡P.65

問題026 答え ①音楽文化協会　②日本経済団体連合会　③国民健康保険　④中央教育審議会

問題029

レベル★☆☆

読み方にしたがって、次の□に「か」と読む漢字を入れましょう。（制限時間①～⑧で1分30秒）

① □《か》実《じつ》

② 定《てい》□《か》

③ □《か》庭《てい》

④ 初《しょ》□《か》

⑤ □《か》子《し》

⑥ □《か》能《のう》

⑦ 追《つい》□《か》

⑧ 出《しゅつ》□《か》

答え➡P.66

問題027 答え
①取りつく島もない ②食指が動く・触手を伸ばす
③怒り心頭に発する ④合いの手を入れる
⑤熱に浮かされる ⑥眉をひそめる・顔をしかめる

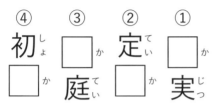

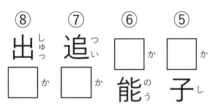

読み→漢字変換テスト

問題030

レベル★☆☆

読み方にしたがって、次の□に「ひ」と読む漢字を入れましょう。（制限時間①〜⑧で1分30秒）

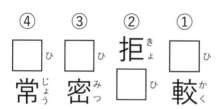

① □《ひ》較《かく》

② 拒《きょ》□《ひ》

③ □《ひ》密《みつ》

④ □《ひ》常《じょう》

⑤ □《ひ》膚《ふ》

⑥ □《ひ》行《こう》機《き》

⑦ □《ひ》用《よう》

⑧ □《ひ》哀《あい》

答え➡P.67

問題028 答え

①舌先三寸　②雪辱を果たす
③出るくいは打たれる　④物議をかもす
⑤上を下への大騒ぎ　⑥二の句が継げない

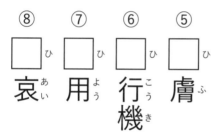

問題031

レベル★★☆

読み方にしたがって、次の□に「こう」と読む漢字を入れましょう。（制限時間①～⑧で1分30秒）

① □《こう》代《たい》

② □《こう》行《ぎょう》

③ □《こう》物《ぶつ》

④ □《こう》福《ふく》

⑤ □《こう》帝《てい》

⑥ 学《がっ》□《こう》

⑦ 渡《と》□《こう》

⑧ □《こう》紀《き》

答え➡P.68

問題029 答え ①果・花　②価・家　③家　④夏　⑤菓　⑥可　⑦加　⑧荷・火

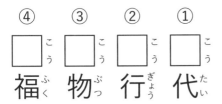

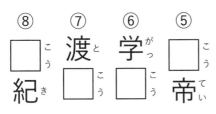

読み→漢字変換テスト

問題032

レベル★★★

読み方にしたがって、次の□に「えん」と読む漢字を入れましょう。（制限時間①～⑧で1分30秒）

① □《えん》足《そく》

② 動《どう》物《ぶつ》□《えん》

③ □《えん》側《がわ》

④ □《えん》線《せん》

⑤ □《えん》会《かい》

⑥ □《えん》突《とつ》

⑦ □《えん》護《ご》

⑧ 才《さい》□《えん》

答え➡P.69

問題030 答え ①比 ②否 ③秘 ④非 ⑤皮 ⑥飛 ⑦費 ⑧悲

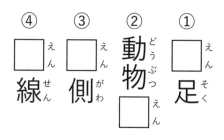

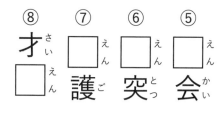

ひらがな偉人探し

問題033

レベル★☆☆

次の枠内に隠れている「名の知られた偉人（日本人）」の名前を探しましょう。**（制限時間①～⑦で2分）**

① とやもさしみむ

② このよあさき

③ がぶおなだの

答え➡P.70

問題031 答え ①交　②興　③好・鉱　④幸・口　⑤皇・黄　⑥校　⑦航　⑧綱・校・皇

④ ちうひちぐいよ

⑤ きたおうじそ

⑥ じみざやんけわ

⑦ ※2人隠れています

まかのだうもとりたさいたかょう

答え➡P.71

問題032 答え ①遠　②園　③縁　④沿　⑤宴・延　⑥煙　⑦援・掩　⑧媛

問題034

レベル★★★

次の枠内に隠れている「名の知られた偉人（日本人）」の名前を探しましょう。枠内には、偉人の名前に使用しない余分な文字も入っています。**（制限時間①～⑦で2分）**

① ※余分なひらがなが1文字あります

みひこみ

② ※余分なひらがなが1文字あります

おまょつしうばぶ

③ ※余分なひらがなが1文字あります

きしさむばぶらき

答え➡P.72

問題033 答え ①みやもとむさし　②よさのあきこ　③おだのぶなが

④※余分なひらがなが2文字あります

ぎえんすうけげしさん

⑤※余分なひらがなが2文字あります

こましちのつたうけみす

⑥※余分なひらがなが2文字あります

さししたくうとょもい

⑦※2人隠れています

かづおたりかうてもさむいさご

答え➡P.73

問題033 答え ④ひぐちいちよう　⑤おきたそうじ　⑥みやざわけんじ
⑦さかもとりょうま、いのうただたか

カタカナ
偉人探し

問題 035

レベル ★★☆

次の枠内に隠れている「名の知られた偉人（外国人）」の名前を探しましょう。（制限時間①～⑧で2分）

① プチンャッリ

② ヘーレケンラ

③ ワインアゼーハ

④ サザマテレー

答え➡P.74

問題034 答え　①ひみこ　②まつおばしょう　③むらさきしきぶ

⑤ ※余分なカタカナが2文字あります

モイイアンンアシタュ

⑥ ※余分なカタカナが2文字あります

イゲナアーチミルン

⑦ ※余分なカタカナが2文字あります

ケオロジンェラキミ

⑧ ※2人隠れています

トクリテソススレテスラア

答え➡P.75

問題034 答え ④うえすぎけんしん　⑤まつしたこうのすけ
⑥しょうとくたいし　⑦てづかおさむ、さいごうたかもり

問題036

レベル★☆☆

次の2つの漢字を組み合わせて、1つの漢字を作ってみましょう。（制限時間①～⑫で3分）

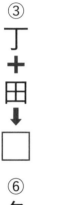

① 木＋交→□

② 十＋日→□

③ 丁＋田→□

④ 大＋一→□

⑤ 夕＋口→□

⑥ 各＋門→□

問題035 答え ①チャップリン　②ヘレンケラー
③アイゼンハワー　④マザーテレサ

⑦ 田 ＋ 心 ⬇ □

⑧ 頁 ＋ 豆 ⬇ □

⑨ 四 ＋ 貝 ⬇ □

⑩ 力 ＋ 免 ⬇ □

⑪ 口 ＋ 千 ⬇ □

⑫ 口 ＋ 口 ⬇ □

答え➡P.77

問題035 答え ⑤アインシュタイン　⑥ナイチンゲール
⑦ミケランジェロ　⑧アリストテレス、ソクラテス

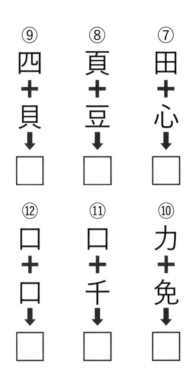

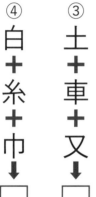

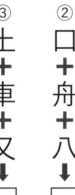

問題 037

レベル ★★☆

次の3つ以上の漢字を組み合わせて、1つの漢字を作ってみましょう。**（制限時間①〜⑧で3分）**

① 言＋口＋五 ⬇ □

② 口＋舟＋八 ⬇ □

③ 土＋車＋又 ⬇ □

④ 白＋糸＋巾 ⬇ □

⑤ 皿＋月＋日→□

⑥ 大＋心＋口→□

⑦ 月＋十＋十＋日→□

⑧ 日＋人＋心＋立→□

答え➡P.79

問題036 答え ①校 ②早 ③町 ④夫・天 ⑤名 ⑥閣 ⑦思 ⑧頭 ⑨買 ⑩勉 ⑪舌 ⑫回

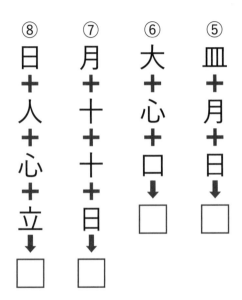

問題 038

レベル ★★★

次の4つ以上の漢字を組み合わせて、2字の熟語を作ってみましょう。（制限時間①～⑥で3分）

① 金＋金＋東＋段
↓
□□

② 心＋秀＋言＋或
↓
□□

③ 未＋又＋走＋耳＋口
↓
□□

④
虫
＋
力
＋
馬
＋
又
＋
重
⬇
□
□

⑤
日
＋
龍
＋
足
＋
衣
＋
水
⬇
□
□

⑥
糸
＋
弓
＋
臣
＋
長
＋
又
⬇
□
□

答え➡P.81

問題037 答え ①語　②船　③軽　④綿　⑤盟　⑥恩　⑦朝　⑧億

ちょっとひと休み

年を取ると脳の白質が充実して物事をつながりでとらえる力がついてくる

年を取ると、大脳新皮質は薄くなっていきます。例えば、知的活動の中核である前頭葉の背外側部などは8～12歳くらいで厚みのピークを迎えますが、その後、薄くなっていきます。

その一方で、大脳新皮質の部分同士や、脳の奥にある基底核などとのつながりは豊かになっていきます。大脳新皮質は少し灰色なので**灰白質**と呼ばれ、それらをつなぐ繊維はやや白いので**白質**と呼ばれますが、**この白質は50、60代でむしろ充実してくるのです。**

そのおかげで、丸暗記は苦手でも、あのことと、このことは、違って見えるが実は同じこと、この仕事と前の仕事は同じ構造、あの料理はこの料理の応用でいける、など、**物事をつながりでとらえる力がついてくるのです。**だから、ある会社で成功した経営者が、異なる会社でも成功しうるのですし、ベテランほど新しい仕事に道筋を見つけやすくなるのです。

最近の研究で、定年前、クリエイティブな仕事をしていると定年時の認知機能が高く、定年後も低下しにくいとのことですから、年を取ってからこそチャレンジしがいがありますし、その力もあるわけです。

シークレットワーズ

問題039

レベル★★★

四字熟語がマス目に入っています。例の「古今東西」のように消していき、最後に残った四文字で熟語を作ってください。**（制限時間6分40秒）**

難	多	初	志	貫	古	今	東
攻	不	人	支	徹	百	前	西
一	落	面	離	滅	鬼	夜	行
朝	一	獣	心	裂	無	味	一
休	夕	思	相	愛	燥	乾	点
不	眠	相	浄	土	大	破	突
途	不	異	楽	難	棒	小	針
音	同	口	極	漫	爛	真	天

解答欄

答え➡P.83

問題038 答え ①鍛錬　②誘惑　③趣味　④騒動　⑤踏襲　⑥緊張

シークレットワーズ

問題040

レベル★★★

四字熟語がマス目に入っています。例の八方美人のように消していき、最後に残った四文字で熟語を作ってください。**（制限時間5分）**

一	快	刀	乱	三	悪	我	田	引	八
網	打	温	麻	寒	戦	以	心	水	方
千	尽	故	温	四	苦	闘	伝	人	美
客	新	知	場	一	期	一	心	一	所
万	奇	想	天	呵	気	会	適	材	適
来	一	石	外	成	一	四	苦	八	自
西	走	二	事	大	花	鳥	風	苦	由
奔	致	鳥	往	生	後	鬼	月	完	奔
東	帯	水	左	索	暗	暗	満	全	放
一	衣	右	往	模	中	心	疑	無	欠

解答欄

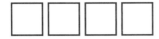

答え➡P.84

わたしは誰でしょう

問題041

レベル★☆☆

次の文章から「わたしは誰か」を当ててください。（制限時間①と②で30秒）

①わたしは理科の実験で使われる紙です。液体が酸性かアルカリ性かを調べることができます。

②わたしは参勤交代などの制度整備、鎖国体制を確立した江戸幕府三代将軍です。

答え➡P.85

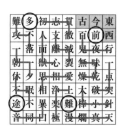

問題039 答え　前途多難

難	多	初	志	貫	古	今	東
攻	不	人	支	徹	百	前	西
一	落	面	離	滅	鬼	夜	行
朝	一	獣	心	裂	無	味	一
休	夕	思	相	愛	燥	乾	点
不	眠	相	浄	土	大	破	突
途	不	巣	楽	難	棒	小	針
音	同	口	極	漫	爛	真	天

問題042

レベル ★☆☆

次の文章から「わたしは誰か」を当ててください。（**制限時間①〜④で2分**）

① わたしは直径1メートルくらいのプラスチック製の輪っかです。腰のあたりで回したりして遊びます。

② わたしは濡れた髪の毛を乾かす道具です。温風が出たり、冷風が出たりします。

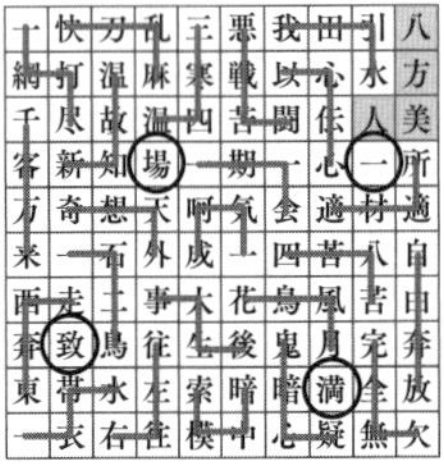

問題040 答え 満場一致

③わたしは買い物のときに購入した商品を入れて帰る袋です。わたしがあればレジ袋はいりません。

④わたしは唇に塗って、唇が乾燥するのを防ぎます。冬の必需品です。

答え➡P.87

問題041 答え ①リトマス試験紙 ②徳川家光

問題043

レベル★★☆

次の文章から「わたしは誰か」を当ててください。

（制限時間①～④で2分）

①わたしは１９６８年にノーベル文学賞を受賞した小説家です。「国境の長いトンネルを抜けると雪国であった」ではじまる『雪国』が有名です。

②わたしは水や油などの液体を汲む道具です。打ち水をしたり、神社の手水舎《ちょうずや》で手や口を清めたりするのに使われます。

③わたしは音声を録音するときに使われる磁気テープです。最近ではあまり使われなくなりました。

④買い物の精算時に、お金の代わりにわたしを出すと買い物ができます。分割払い、リボ払いなどが選べます。

答え➡P.89

問題042 答え ①フラフープ　②ドライヤー
③エコバッグ・マイバッグ　④リップクリーム

問題 044

レベル ★★☆

次の文章から「わたしは誰か」を当ててください。
（制限時間①〜④で2分）

①わたしは日本最南端の無人島です。東京都小笠原諸島に属しています。

②わたしはサラダやパスタ類などを器に盛るときに重宝がられています。

③わたしは不要になった文書・手紙などを細かく裁断する機械です。さまざまな情報を守るのに一役かっています。

④わたしは気象庁の地域気象観測システムです。特に雨量の観測データを集計します。天気予報にはよく登場します。

答え➡P.91

問題043 答え ①川端康成　②柄《ひ》杓《しゃく》　③カセットテープ　④クレジットカード

わたしは
誰でしょう

問題 045

レベル ★☆☆

次の写真をもとに、「わたしは誰か」を当ててください。

（制限時間①～④で1分）

①お正月に飾ります。

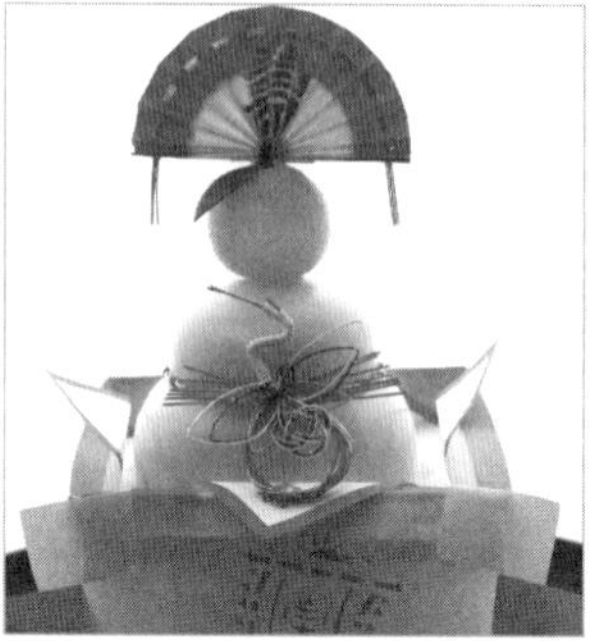

②赤ちゃんを乗せて移動します。

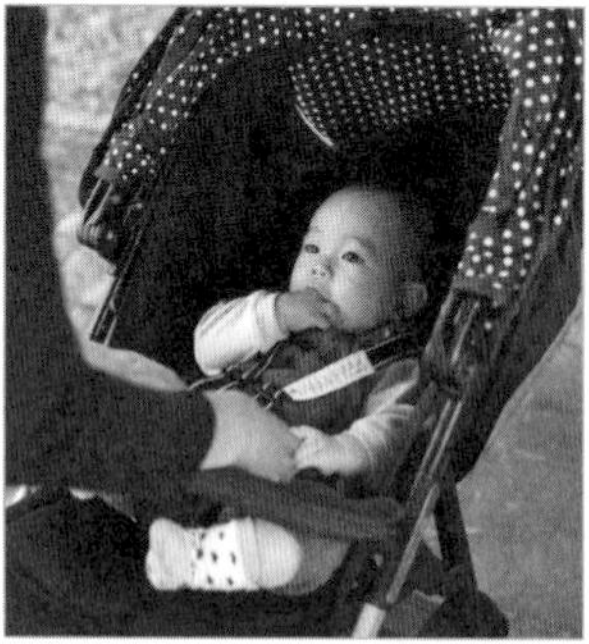

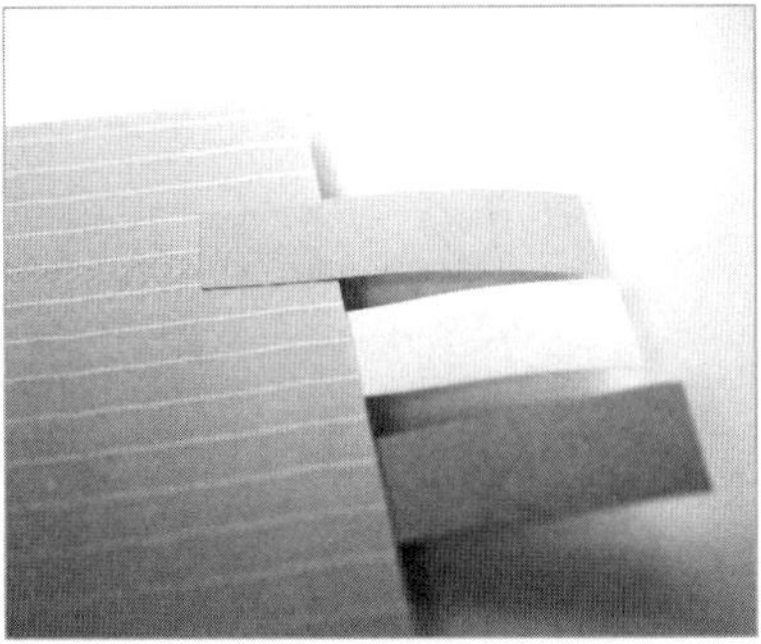

③本や手帳に目印をつける
ときに使います。

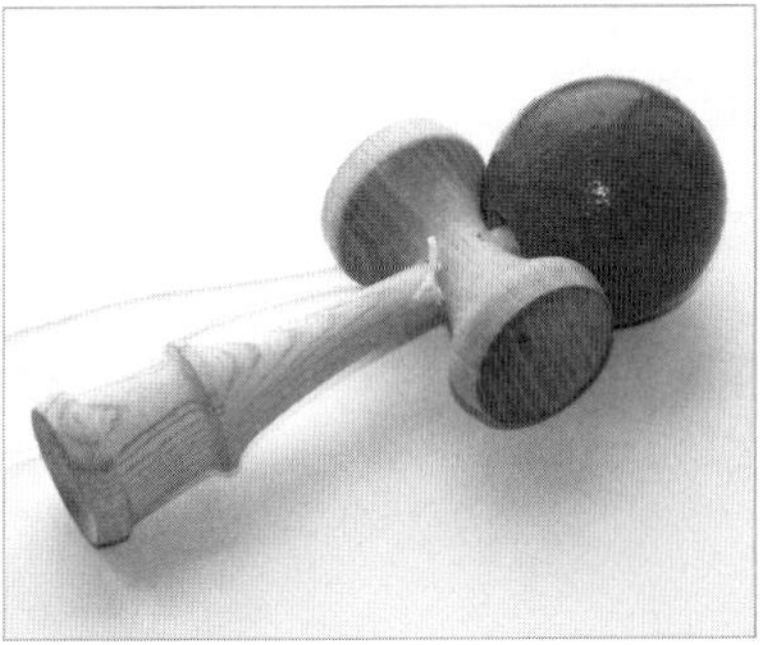

④玉を棒の先や皿に乗せて
遊ぶおもちゃです。

答え➡P.93

問題044 答え ①沖ノ鳥島　②トング　③シュレッダー
④アメダス

問題046

レベル ★☆☆

次の写真をもとに、「わたしは誰か」を当ててください。

（制限時間①～④で1分）

①先端に脱脂綿がついています。

②角度を測るときに使います。

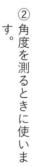

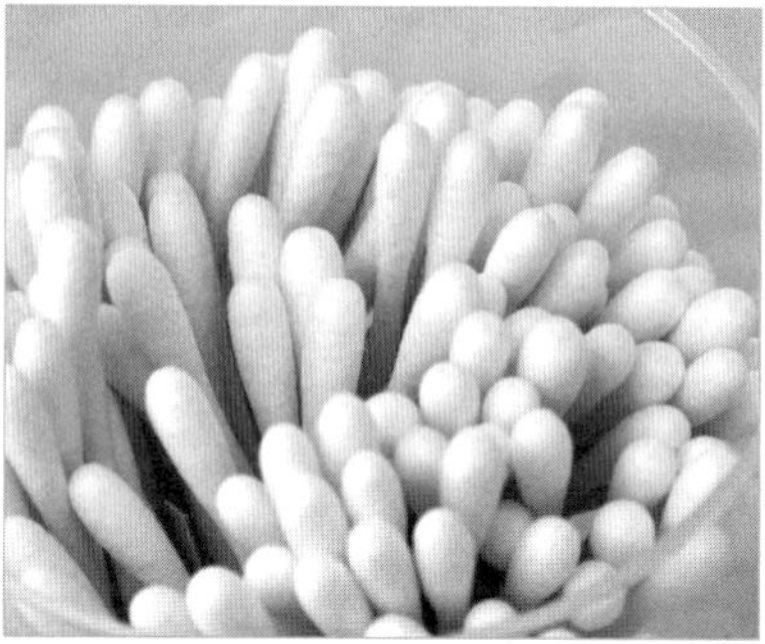

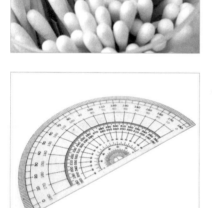

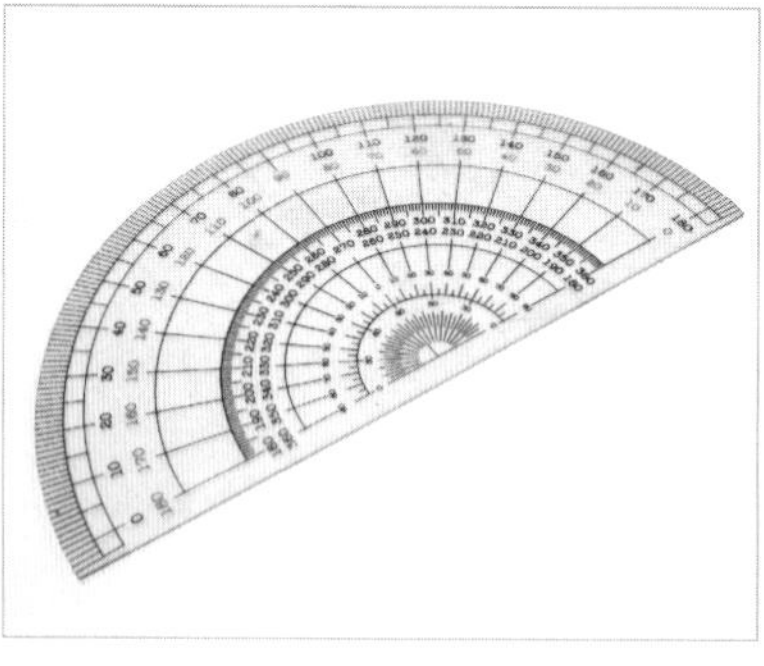

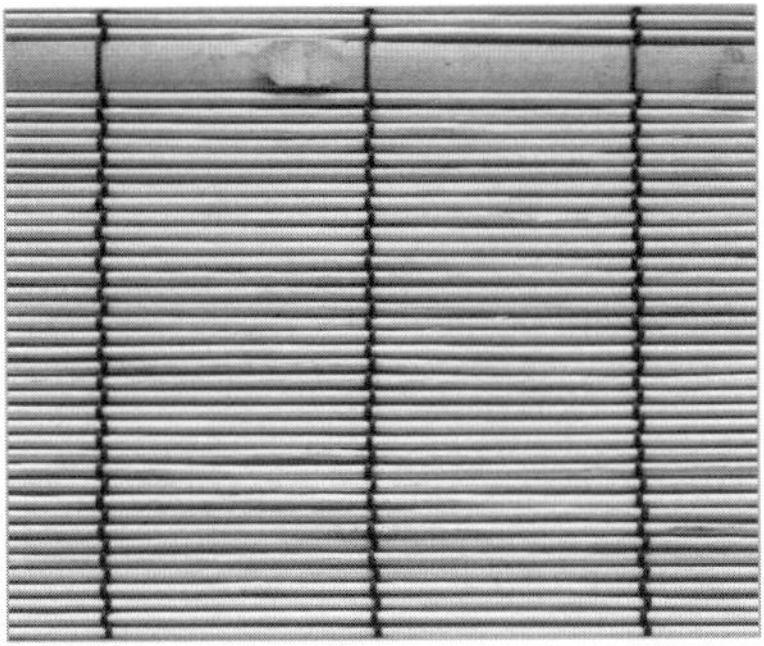

③日光や外からの視線を遮《さえぎ》るのに使います。

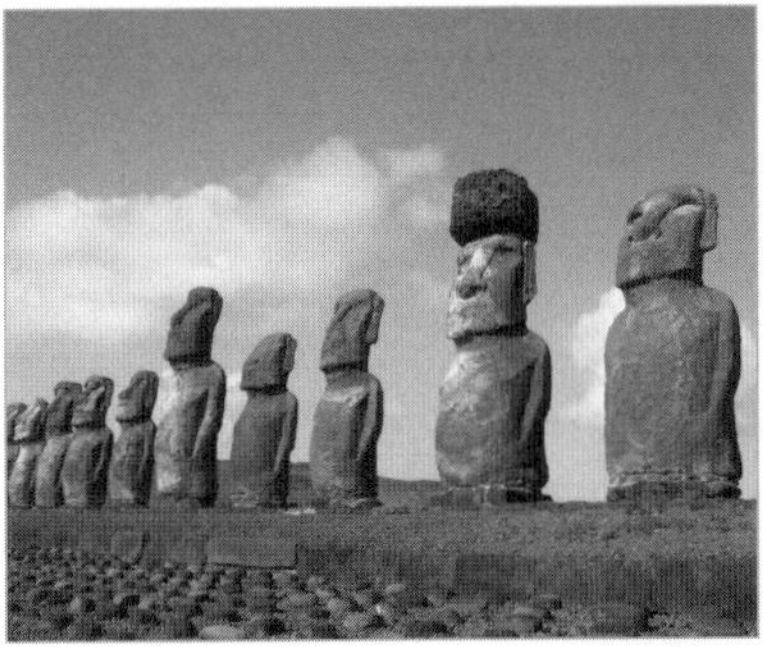

④イースター島に並んでいる人面の石像です。

答え➡P.95

問題045 答え ①鏡餅　②ベビーカー・乳母車　③ふせん
④けん玉

わたしは誰でしょう

問題047

レベル★★☆

次の写真をもとに、「わたしは誰か」を当ててください。

（制限時間①～④で1分）

① 冬季五輪種目にもなっているスポーツです。

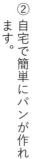

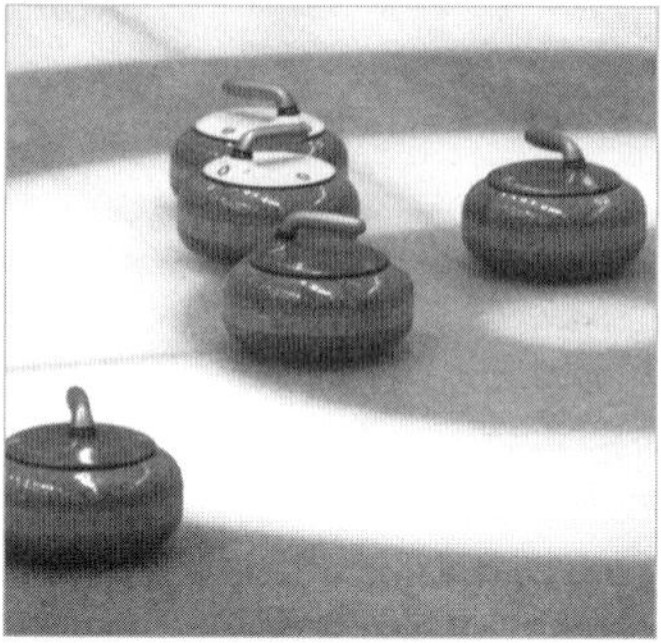

② 自宅で簡単にパンが作れます。

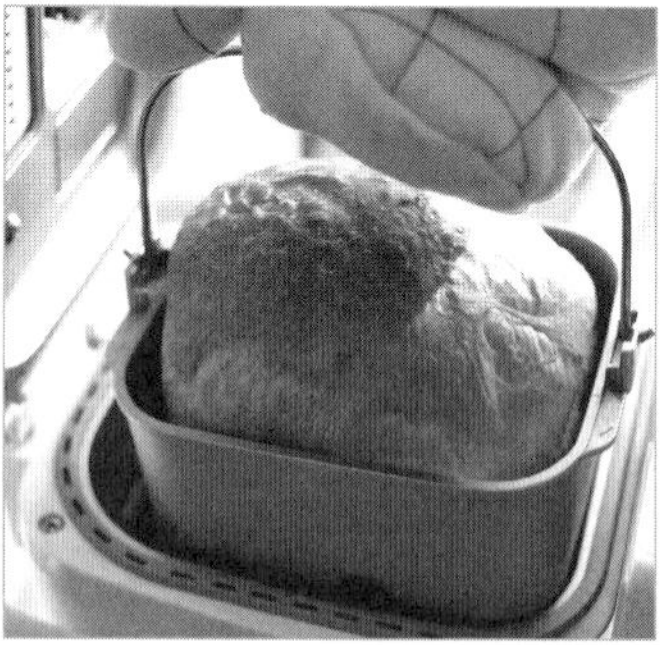

③コンピュータの一種です。液晶画面を手やペンでなぞって使います。

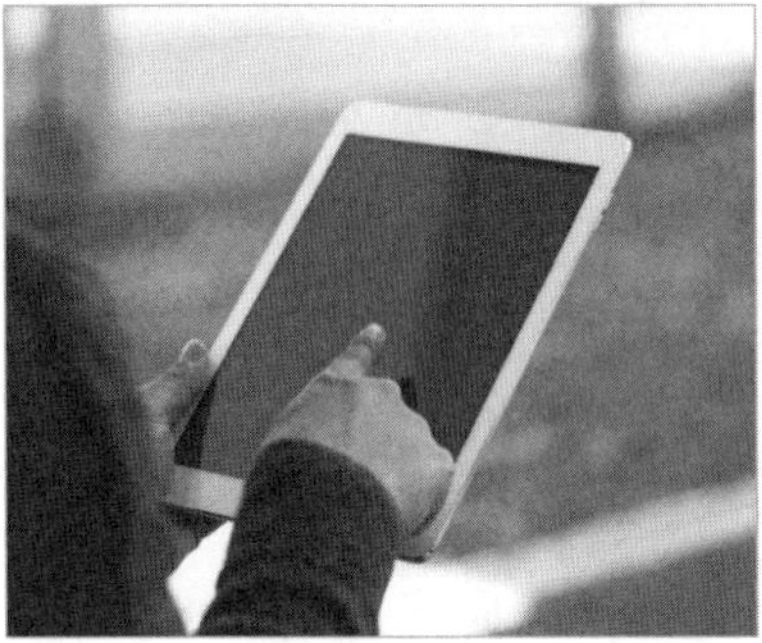

④旅行に行くときに荷物を入れて持って行きます。

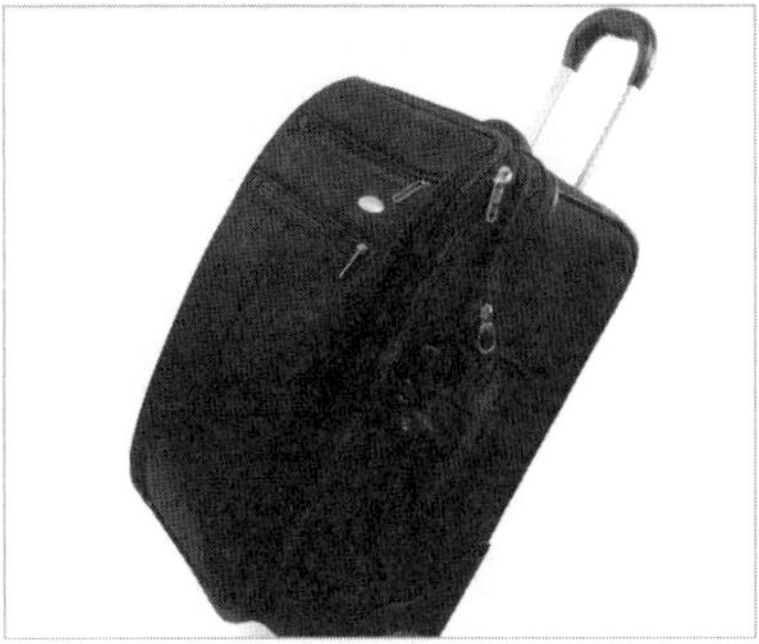

答え➡P.96

問題046 答え ①綿棒　②分度器　③すだれ　④モアイ像

ちょっとひと休み

記憶に残すためには、覚え方、復習のしかたにコツがある

記憶とは何なのでしょうか？どこかに記憶の引き出しのようなものがあって、そこに物のようにしまわれているのでしょうか？

違います。**記憶とは脳の中に、生物学的に作り上げられるつながりや、そのつながりを支えるしくみです。**これを**記憶痕跡（エングラム）と言います。**

記憶痕跡は、**ものすごく心が動かされたなど、強い神経活動が起きると残りやすくなります。**また、繰り返し神経活動が起きても、ある神経ネットワークに同時に刺激が入っても残りやすくなります。

おもしろいと思って覚えること、繰り返し覚えること、つながりをつけて理解して覚えることが、しっかり記憶するための基本になります。

また記憶痕跡は、物ほどには安定的ではありません。ですから、復習は必須です。特に重要なのが**タイミング。まず学習の直後に復習します。**それからテストなど、「ここまでに覚えたい」という目標があるなら、**そこまでの期間を6で割ったタイミング**で復習するのが効果的です。1週間後がテストなら、翌日に復習、1年後なら2カ月後の復習が大事なわけです。

問題047 答え ①カーリング ②ホームベーカリー ③タブレット端末 ④スーツケース・キャリーバッグ

2章

物忘れが多くなったをなくそう

ワーキングメモリ・テスト

まず、(1)の計算を暗算で解いて答えを覚え、覚えたら式を手で隠してください。次に(2)の設問に答えてください。最後に(1)で解いた計算の答えを言ってください。**（制限時間①～⑥で3分）**

【例題】

(1) 2 ＋ 3 ＝□

「5」

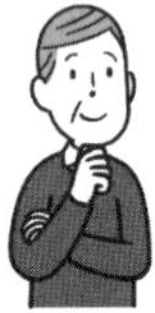

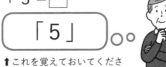

⬆これを覚えておいてください。（メモはとらず、覚えたら式を隠してください）

(2) 今、何時ですか。時・分まで答えてください。

10時15分

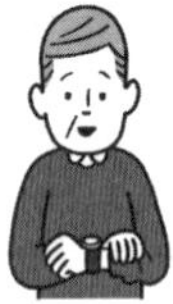

(3) (1)の答えは何ですか？

「5」！

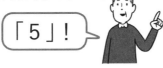

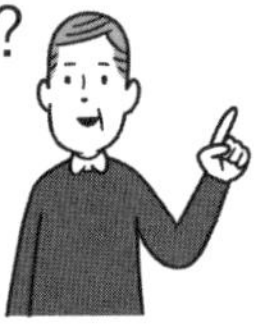

⬅では、次のページからスタートです。

①

(1) 8 + 7 =□

(2) 今、目の前にあるものを、
3つ言ってください。

(3) (1)の答えは何ですか？

②

(1) 17 + 6 =□

(2) 今、身につけているものを、
3つ言ってください。

(3) (1)の答えは何ですか？

答え➡P.103

③

(1) 29－ 4 ＝□

(2) あなたが好きな飲み物を、
　３つ言ってください。

(3) (1)の答えは何ですか？

---

④

(1) 24－ 8 ＝□

(2) 家族など身近な人の名前を、
　３人言ってください。

(3) (1)の答えは何ですか？

⑤

(1) 13＋32＝□

(2) 小・中学校の担任の先生の名前を、
3人言ってください。

(3) (1)の答えは何ですか？

---

⑥

(1) 51－27＝□

(2) あなたが好きな芸能人の名前を、
3人言ってください。

(3) (1)の答えは何ですか？

答え➡P.103

問題 002

レベル ★★☆

まず、(1)の計算を暗算で解いて答えを覚え、覚えたら式を手で隠してください。次に(2)と(3)の設問に答えてください。最後に(1)で解いた計算の答えを言ってください。**（制限時間①～④で3分）**

①

(1) 56 ÷ 4 = □

(2)「赤いもの」と聞いて、思い出すものを2つ言ってください。

(3)「筆記用具」と聞いて、思い出すものを2つ言ってください。

(4) (1)の答えは何ですか？

②

(1) 4 × 3 = □

(2)「青いもの」と聞いて、思い出すものを2つ言ってください。

(3)「花の名前」と聞いて、思い出すものを2つ言ってください。

(4) (1)の答えは何ですか？

③

⑴ 56÷2＝□

⑵「白いもの」と聞いて、思い出すものを２つ言ってください。

⑶「デザート」と聞いて、思い出すものを２つ言ってください。

⑷ ⑴の答えは何ですか？

---

④

⑴ 16×6＝□

⑵「黒いもの」と聞いて、思い出すものを２つ言ってください。

⑶「趣味」と聞いて、思い出すものを２つ言ってください。

⑷ ⑴の答えは何ですか？

答え➡P.105

問題001 答え ①15 ②23 ③25 ④16 ⑤45 ⑥24

問題 003

レベル ★★★

まず、⑴の計算を暗算で解いて答えを覚え、覚えたら式を手で隠してください。次に⑵と⑶の設問に答えてください。最後に⑴で解いた計算の答えを言ってください。**（制限時間①～④で3分）**

①

⑴ 7＋17＋9＝□

⑵ 親戚の名前を、3人言ってください。

⑶「動物の種類」と聞いて、思い出すものを3つ言ってください。

⑷ ⑴の答えは何ですか？

②

⑴ 3×9－16＝□

⑵「海の生き物」と聞いて、思い出すものを3つ言ってください。

⑶ あなたが尊敬する方の名前を、3人言ってください。

⑷ ⑴の答えは何ですか？

③

(1) 36÷４＋32＝□

(2) スポーツ選手の名前を、３人言ってください。

(3) 「楽器」と聞いて、思い出すものを３つ言ってください。

(4) (1)の答えは何ですか？

④

(1) 13×６＋15＝□

(2) 「お酒の種類」と聞いて、思い出すものを３つ言ってください。

(3) 戦国武将の名前を、３人言ってください。

(4) (1)の答えは何ですか？

答え➡P.107

問題002 答え ①14 ②12 ③28 ④96

ちょっとひと休み

感動すること、物語を利用することで記憶の定着を高める

いわゆる「丸暗記」が得意かどうか聞かれると、「苦手だ」と答える方が多いと思います。そもそも脳は、理解なしの丸暗記が苦手ですし、感動なしの丸暗記も苦手です。

情報は脳の「海馬」に入っていきますが、その際、快不快を判断する扁桃体《へんとうたい》と連動して記憶を強化します。海馬に入っていく情報は、扁桃体からの信号がないと、嗅内溝《きゅうないこう》を越えて入っていくことが難しく、ここが一種のゲートになっています。扁桃体が興奮するとこのゲートが開いて、記憶のネットワークが作り上げられやすくなるため、**何かに感動して扁桃体が興奮状態になったときのことは記憶に定着しやすくなります。**ですから、何かを覚えるときには、それがつまらない内容でも、「わー！おもしろい!!」「いま、ものすごいことを覚えているんだ！」などと無理矢理思い込んで、**扁桃体に刺激を与えながら覚えるとよいでしょう。**

また、「物語」にして覚えるのも効果的です。よく歴史の年号を「語呂合わせ」で覚えますよね？これも「物語」の一種です。つまり、物語風に、その背景や情景を加えて覚えるようにすると、記憶に定着しやすくなります。

漢字記憶

問題004
レベル ★★★

まず、次の漢字を1分間で覚えたら、次のページの問題に答えてください。

鎖	塔	中	森
脚	隠	貧	引
西	欄	閣	送
藤	安	廻	鶏

問題003 答え ①33 ②11 ③41 ④93

前のページで覚えた漢字をできるだけ思い出して、書き出してみましょう。なお、漢字の場所は違っていてもかまいません。

漢字記憶

問題 005

レベル ★★★

まず、次の漢字を2分間で覚えたら、次のページの問題に答えてください。

辞	縦	歴	救	目	護
逆	願	夫	希	弾	夢
謝	存	雪	顔	巻	幹
老	肥	設	域	英	練
幕	算	紅	金	上	律
番	命	法	明	遠	薬

前のページで覚えた漢字をできるだけ思い出して、書き出してみましょう。なお、漢字の場所は違っていてもかまいません。

数字・かな記憶テスト

問題006

レベル ★☆☆

次の数字を30秒間で覚えたら、次のページへ進んでください。

5 2 9 4

前のページで覚えた数字を右から順に言ってください。

（制限時間15秒）

A

数字・かな
記憶テスト

問題 007

レベル ★★☆

次の数字を30秒間で覚えたら、次のページへ進んでください。

1 2 1 6 3 2

前のページで覚えた数字のうち、左端の2つ、右端の2つをそれぞれ2桁の数字として足すといくつになりますか？（**制限時間20秒**）

答え➡P.116

数字・かな記憶テスト

問題 008

レベル ★★☆

次のひらがなを30秒間で覚えたら、次のページへ進んでください。

みるけねそ

前のページで覚えたひらがなを右から順に言ってください。**（制限時間15秒）**

問題007 答え 44（＝12＋32）

C

数字・かな記憶テスト

問題009

レベル★★★

次のひらがなを30秒間で覚えたら、次のページへ進んでください。

んどうでゃきじし

① 前のページで覚えたひらがなを並べ替えるとある言葉になります。それは次のどれですか？
（制限時間30秒）

(1) てつどうしゃしん
(2) しんだいれっしゃ
(3) でんきじどうしゃ
(4) でんどうじてんしゃ

② 前のページで覚えたひらがなを右から順に言ってください。**（制限時間15秒）**

答え➡P.120

行動イメージ

問題 010

レベル ★★☆

次の6個の文章を1分間で覚えたら、次のページに進んでください。

・テレビをつける

・椅子に座る

・窓の外を見る

・眼鏡をはずす

・掃除機をかける

・新聞を読む

前のページで覚えた文章を思い出し、書き出してみましょう。4つ以上書き出せたら、若々しい脳の持ち主です！**（制限時間1分）**

・
・
・
・
・
・

問題009 **答え** ①(3)でんきじどうしゃ

行動イメージ

問題 011

レベル ★★☆

次の6個の文章を1分間で覚えたら（実際の行動をイメージしながら）、次のページに進んでください。

- 冷蔵庫をあける
- 部屋の電気をつける
- エアコンのリモコンを探す
- カーテンを閉める
- 床にねそべる
- 本を手に取る

前のページで覚えた文章を思い出し、書き出してみましょう。４つ以上書き出せたら、若々しい脳の持ち主です！**（制限時間１分）**

•

•

•

•

•

•

行動イメージ

問題 012

レベル ★★☆

次の10個の文章を2分間で覚えたら（実際の行動をイメージしながら）、次のページに進んでください。

- やかんでお湯をわかす
- アイロンをかける
- ドアを閉める
- 植物に水をやる
- 2階に上がる
- 布団を敷く
- 電話をかける
- 洗濯物をほす
- 皿を洗う
- 風呂に入る

前のページで覚えた文章を思い出し、書き出してみましょう。７つ以上書き出せたら、若々しい脳の持ち主です！**（制限時間２分）**

・
・
・
・
・
・
・
・
・
・

注意しながら
YES・NO

問題013

レベル★★☆

次の8つの設問に「はい」「いいえ」で答えたら、次のページへ進んでください。**(制限時間30秒)**

朝早く起きることは**得意**である。（はい・いいえ）

ほぼ**毎日**お酒を飲む。（はい・いいえ）

話題の映画はとりあえず観る。（はい・いいえ）

ペットを飼っている。（はい・いいえ）

スポーツは**観戦**するよりも、やるほうが好き。（はい・いいえ）

何でも話せる友達が**3人**以上いる。（はい・いいえ）

コーヒーは**ミルク**を入れて飲む。（はい・いいえ）

どちらかといえば、**がまん**強いほうである。（はい・いいえ）

前のページの設問文中、太字になっていた言葉を次の中からすべて選んでください。**（制限時間1分）**

ペット　朝　ミルク　スポーツ

がまん　得意　３人　お酒　友達

コーヒー　家庭　話題　映画

苦手　観戦　強い　自分　毎日

注意しながらレシピ覚え

問題014

レベル★★★

次の文章を40秒間で読んで覚えたら、次のページへ進んでください。

［材料・3人分］

豚肉(肩ロース薄切り)／200ｇ、じゃがいも／4個、玉ねぎ／大1個、しょうゆ／大さじ2、砂糖／大さじ1、みりん／大さじ1、水／適宜

［作り方］

1．材料を**切る。**

2．フライパンを熱して、玉ねぎを強めの**中火**で炒める。しんなりしたら豚肉を入れて強火で**炒める。**

3．**調味料**を加えてさらに炒め、じゃがいもを加える。

4．水を加え、ふたをして強火で**15分**ほど煮る。

5．**じゃがいも**がやわらかくなったら、ふたをとり**水気**がなくなるまで火を通す。

前のページで覚えたレシピについて、次の質問に答えてください。

Q1 何人分のレシピですか？ **（制限時間20秒）**

Q2 砂糖の分量はいくらですか？ **（制限時間20秒）**

Q3 ［作り方］で太字になっていた言葉をすべて答えてください。 **（制限時間20秒）**

文章を読んでかな拾い

問題015

レベル★★☆

次の文章を「う」の数を数えながら読み、次のページの質問に答えてください。ただし、カタカナの「ウ」、漢字に含まれる「う」も数えること。また数える際、「う」に印をつけてはいけません。**（制限時間1分30秒）**

亭主の浮気を突き止めようと考えたおかみさんは、飯炊きの権助を三十銭で買収して亭主のあとをつけさせた。それに気付いた旦那は、主人である俺のいうことも聞けと権助を五十銭で逆買収。「いいか、俺は知り合いと川で網打ちをして楽しんだことにしろ。夕暮れを待って魚屋に寄れ。証拠に川魚を買うんだぞ」。完璧なはずの隠ぺい工作だったが、権助が魚屋で選んだのはカツオにスケソウダラにメザシ、とどめにカマボコと、これでもかのラインナップ。のん気に本宅へ戻って馬鹿正直に並べる権助の嘘の口上に業を煮やしたおかみさん、「いい加減におし。これみんな海の魚じゃないの。どこの川にカマボコが泳いでいるというんだい！」。

（落語「権助魚」より）

Q1 権助が魚屋で選んだものは何でしたか？

（制限時間40秒）

（　　）（　　）

（　　）（　　）

Q2 文章中に「う」はいくつありましたか？

（制限時間15秒）

（　　）

答え➡P.132

文章を読んでかな拾い

問題016

レベル★★★

次の文章を「は」と「と」の数を数えながら読み、次のページの質問に答えてください。ただし、漢字に含まれる「は」「と」も数えること。また数える際、「は」「と」に印をつけてはいけません。**（制限時間1分30秒）**

とある貧乏宿屋にふらりと現れた旅の男。これが一文無しの絵師《えし》で、宿代のカタにと衝立に雀の絵を描き残し悠々と去った。ところが翌朝戸を開けると雀がチチチ、衝立から外へと飛び出した。唖然とする目の前でそのまま衝立の中に戻ったものだから、さあ大変。これを機に『雀のお宿』と呼ばれ大繁盛、この衝立になんと千両の値がついた。そこへある日訪れた上品な老武士が、「雀が落ちて死なないように」と、止まり木と鳥かごを描き添えた。おかげでその後も雀は元気。さらに値が上がり、二千両の値がついた。やがて立派になって戻ってきた絵師の男。衝立を見て愕然とする、「これを描いたのは父だ。俺はなんて親不孝ものだろう。大事な親を籠かきにした」。

（落語「抜け雀」より）

Q1 老武士が雀のために描いたものは何でしたか？**（制限時間20秒）**

（　　　　　　　　　　）

Q2 文章中に「は」はいくつありましたか？**（制限時間15秒）**

（　　　　　　　　　　）

Q3 文章中に「と」はいくつありましたか？**（制限時間15秒）**

（　　　　　　　　　　）

答え➡P.134

問題015 答え Q1 カツオ　スケソウダラ　メザシ　カマボコ
Q2 17

ちょっとひと休み

「あれ？　何をするんだっけ？」こんな「ど忘れ」を防ぐには？

「ワーキングメモリ」とは、情報や記憶を一時的に脳に保持して、組み合わせて答えを出す機能で、短期記憶の一種です。これには3つの記憶領域があります。

1つ目は「**音韻ループ**」です。例えば、119ページ問題10の「テレビをつける」を覚えるときに、テレビをつける、テレビをつける……と、ループ状に繰り返し声に出して覚える場合の音の記憶です。2つ目は「**視空間スケッチパッド**」です。「テレビをつける」という文字面を目で覚えたり、テレビがついている画像を思い浮かべたりする場合の画像的な記憶です。3つ目は「**エピソードバッファ**」で、実際にテレビをつけている様子を音付きの動画を見るような「イメージで覚える」場合に使われます。

実は、問題11・12で行った方法は、この3つ目の方法を用いたものです。実際、問題10より問題11・12のほうが覚えやすかったでしょう？　時に、「何かを取りに来たのだけど、何を取りに来たのか忘れちゃった」ということがありますが、**こういうど忘れ対策としては、「これからする行動を具体的にイメージしてから行う」とよいでしょう**。そうすると、記憶に定着しやすいからです。

問題017

レベル★★☆

□の0～9までの連続した数の中で、1つだけ抜けている数字を見つけて覚えておきます（メモをしてはいけません）。その数字を○に入れて暗算で計算してください。

（制限時間①～⑤で3分）

【例題】

5	8	1
2	6	3
9	4	0

5	2	7
9	3	0
1	8	4

0	9	3
7	5	8
4	6	2

⑦ ＋ ⑥ ＋ ① ＝ ⑭

①

3	0	4
6	8	1
7	9	5

2	0	7
8	3	1
4	9	5

5	0	7
8	1	2
4	9	3

○ ＋ ○ ＋ ○ ＝ ?

②

9	0	4
7	5	1
2	3	6

4	7	3
1	5	0
2	8	6

3	7	6
9	0	1
5	2	4

○ ＋ ○ − ○ ＝ ?

答え➡P.136

問題016 答え　Q1 止まり木と鳥かご　Q2 4　Q3 21

③

0	6	1	2	0	9	2	3	1
8	4	2	6	5	8	8	5	7
5	9	3	4	3	7	6	0	9

↓ ↓ ↓

○ − ○ ＋ ○ ＝ ?

④

1	4	9	5	0	6	7	9	0
0	3	8	2	1	8	6	3	2
5	2	6	7	9	4	1	8	5

↓ ↓ ↓

○ − ○ − ○ ＝ ?

⑤

2	7	9	3	6	2	2	5	6
8	5	6	8	9	0	3	8	0
1	0	4	4	5	7	4	1	9

↓ ↓ ↓

○ − ○ ＋ ○ ＝ ?

答え➡P.137

問題018

レベル★★☆

□の0～9までの連続した数の中で、1つだけ抜けている数字を見つけて覚えておきます（メモをしてはいけません）。その数字を○に入れて暗算で計算してください。

（制限時間①～⑥で3分）

①

4	9	3
5	0	7
2	1	6

9	4	3
0	7	6
8	5	1

5	1	6
0	8	3
4	2	9

○ ÷ ○ ＋ ○ ＝ ?

②

0	5	3
8	2	9
4	1	7

8	6	2
9	7	5
4	0	1

1	7	5
6	4	2
3	8	0

○ × ○ － ○ ＝ ?

③

8	0	4
3	1	7
5	2	6

5	9	8
2	6	7
0	1	4

4	0	1
5	9	6
7	2	3

○ ÷ ○ ＋ ○ ＝ ?

問題017 答え ①2＋6＋6＝14 ②8＋9－8＝9

3つ前と同じ？ 違う？
A・B・CNバックスタート！ ▸▸ A

④

9	6	0
1	2	5
4	7	8

4	7	6
9	8	2
0	1	5

5	4	2
1	8	7
6	9	0

2	4	6
3	0	9
7	5	8

○ － ○ ＋ ○ ＋ ○ ＝ ?

⑤

5	6	3
9	0	1
2	4	8

0	1	3
5	6	9
8	7	4

9	7	8
1	2	0
3	5	6

2	4	6
5	7	9
0	1	3

○ － ○ － ○ ＋ ○ ＝ ?

⑥

2	4	7
1	3	9
5	8	0

9	3	0
6	7	5
1	8	4

5	9	1
7	0	4
8	6	3

8	1	5
4	9	7
3	0	2

○ － ○ － ○ ＋ ○ ＝ ?

答え➡P.138

問題017 答え ③7－1＋4＝10　④7－3－4＝0
⑤3－1＋7＝9

ちょっとひと休み

「身振りを加える」「笑いながら覚える」など記憶力をアップさせる方法

ここでは、記憶力をアップさせるための方法をご紹介しましょう。

●身振りを加える

英単語など、「単純な暗記が苦手」という方は、覚えるときに「身振りを加える」とよいでしょう。例えばwalk（歩く）という単語を覚えるときは、実際に手や足を動かしながら覚えると、記憶しやすくなります。

●笑いながら覚える

決してふざけているわけではありません。笑うと、ストレス物質であるコルチゾールのレベルが下がり、記憶しやすい状態になることがわかっています。ですから、ニコニコ笑いながら覚えたりするのは、とてもよい方法なのです。

●目を左右に動かす

目を左右に動かすと記憶力が高まるという報告があります。教科書にアンダーラインをひいたり、ラインマーカーで色をつけたりすると、眼球が文字を追って左右に動くため、記憶しやすくなります。

●ガムなどをかむ

かむ行為はリラックス効果があり、パフォーマンスをアップさせます。記憶する前にガムをかむと、前頭葉を刺激して、成績がよくなると言われています。記憶している最中では効果はありません。

問題018 答え ①8÷2+7=11　②6×3−9=9　③9÷3+8=11　④3−3+3+1=4　⑤7−2−4+8=9　⑥6−2−2+6=8

3章

判断に時間がかかるようになった

をなくそう

空間認知力テスト

イラスト
仲間はずれ探し

問題 001

レベル ★☆☆

次の絵の中に仲間はずれが1つだけあります。どれでしょうか？（**制限時間30秒**）

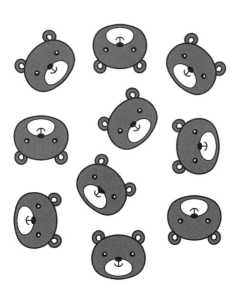

答え➡P.142

イラスト
仲間はずれ探し

問題 002

レベル ★☆☆

次の絵の中に仲間はずれが1つだけあります。どれでしょうか？（**制限時間30秒**）

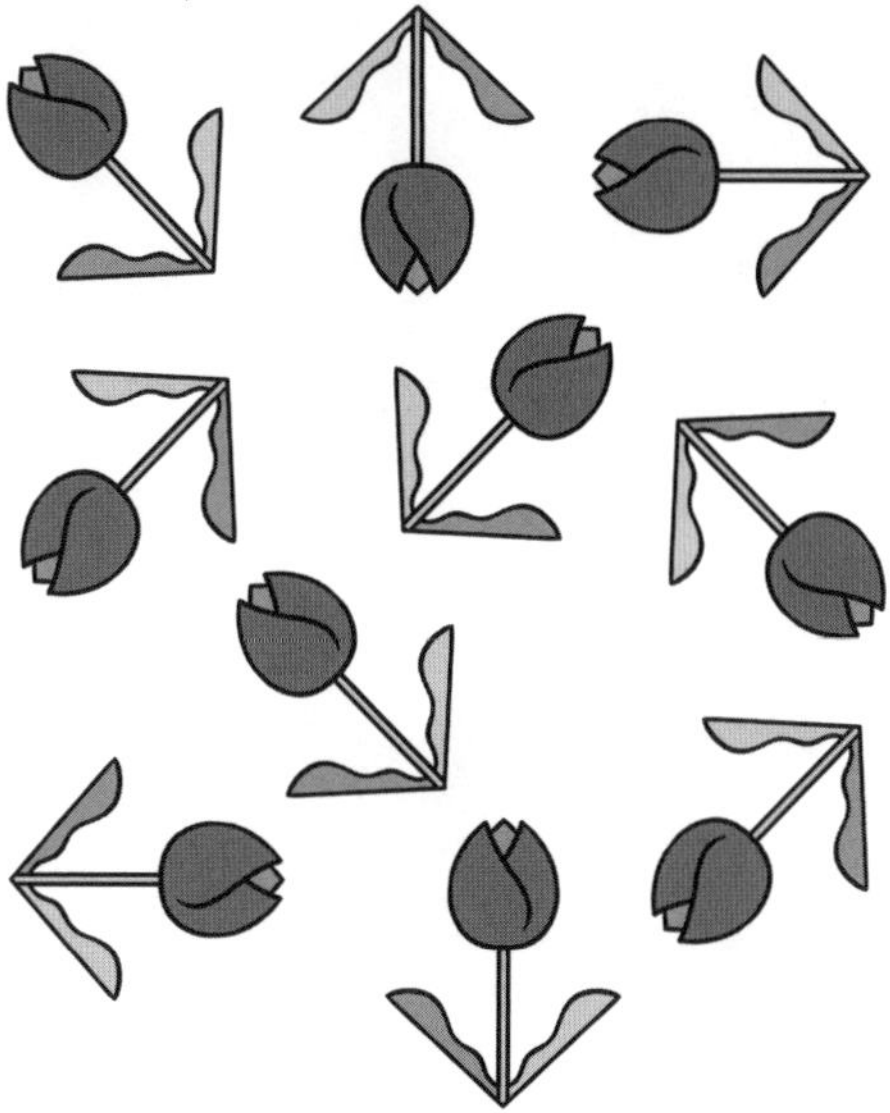

答え➡P.143

問題003

レベル★☆☆

次の絵の中に仲間はずれが1つだけあります。どれでしょうか？（**制限時間30秒**）

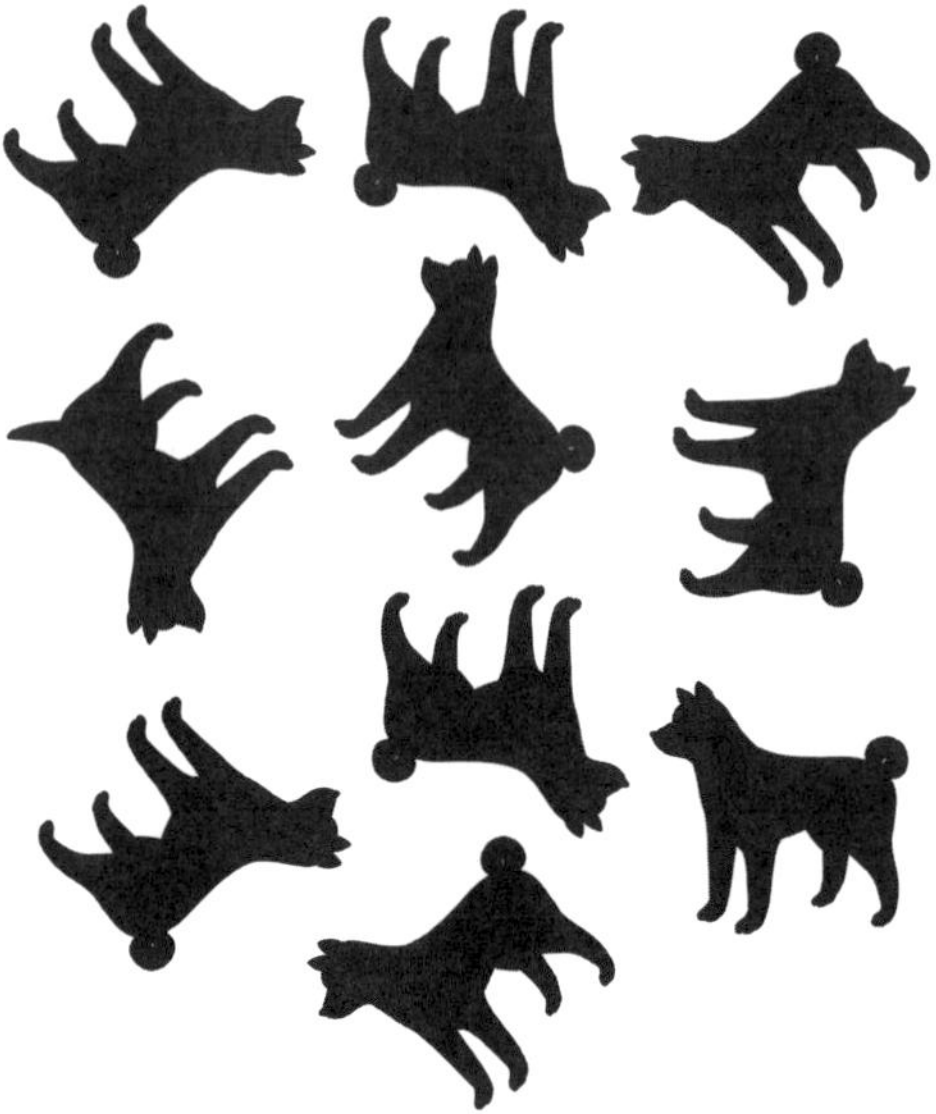

答え➡P.144

問題001 答え

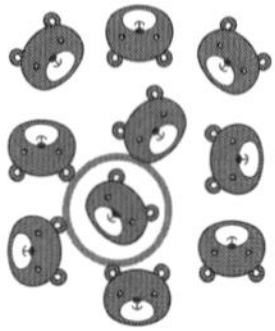

イラスト
仲間はずれ探し

問題004

レベル ★☆☆

次の絵の中に仲間はずれが1つだけあります。どれでしょうか？（制限時間30秒）

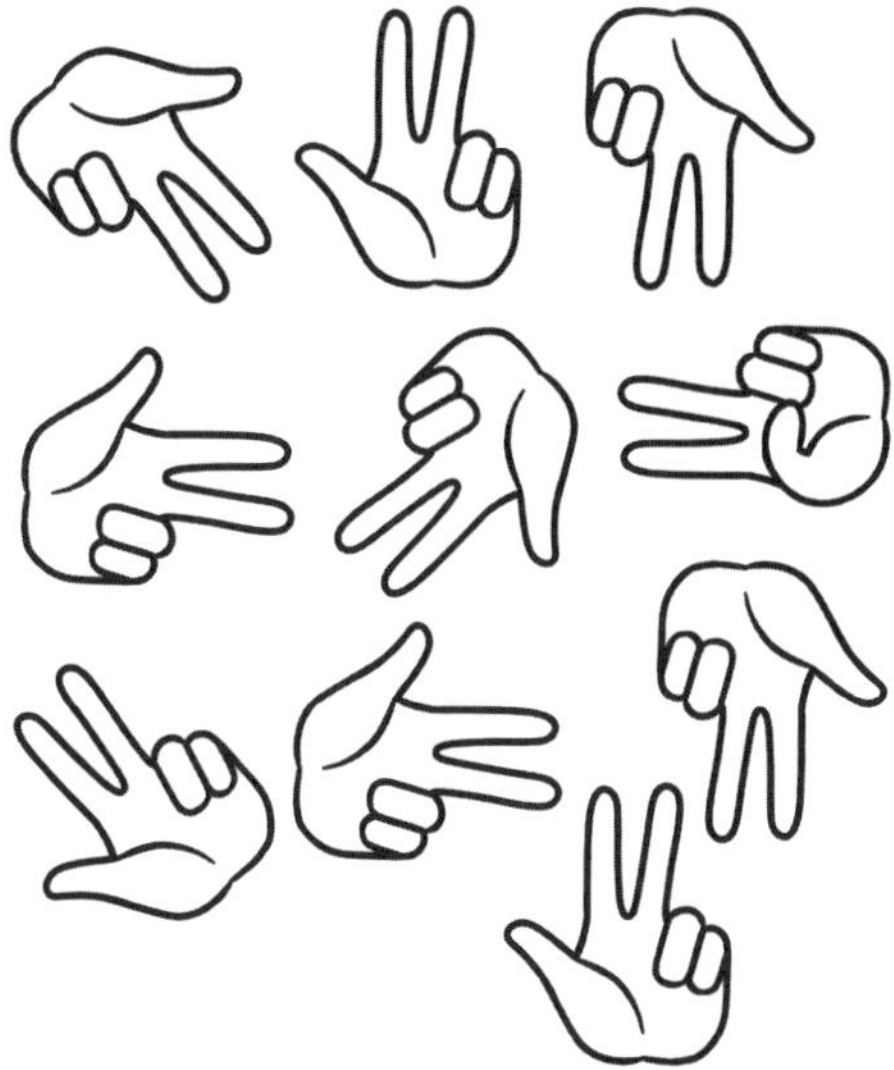

答え➡P.145

問題002 答え

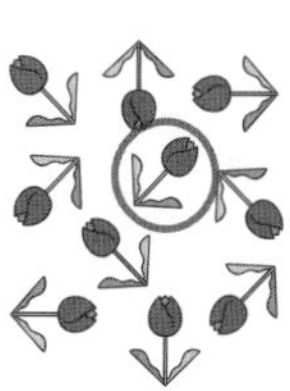

問題 005

レベル ★★☆

2つのあみだくじを使った問題を解いてください。

（制限時間1分）

Q1

☆からスタートしたとき、1本線を加えると★にたどり着けます。どこに線を加えればよいでしょうか？

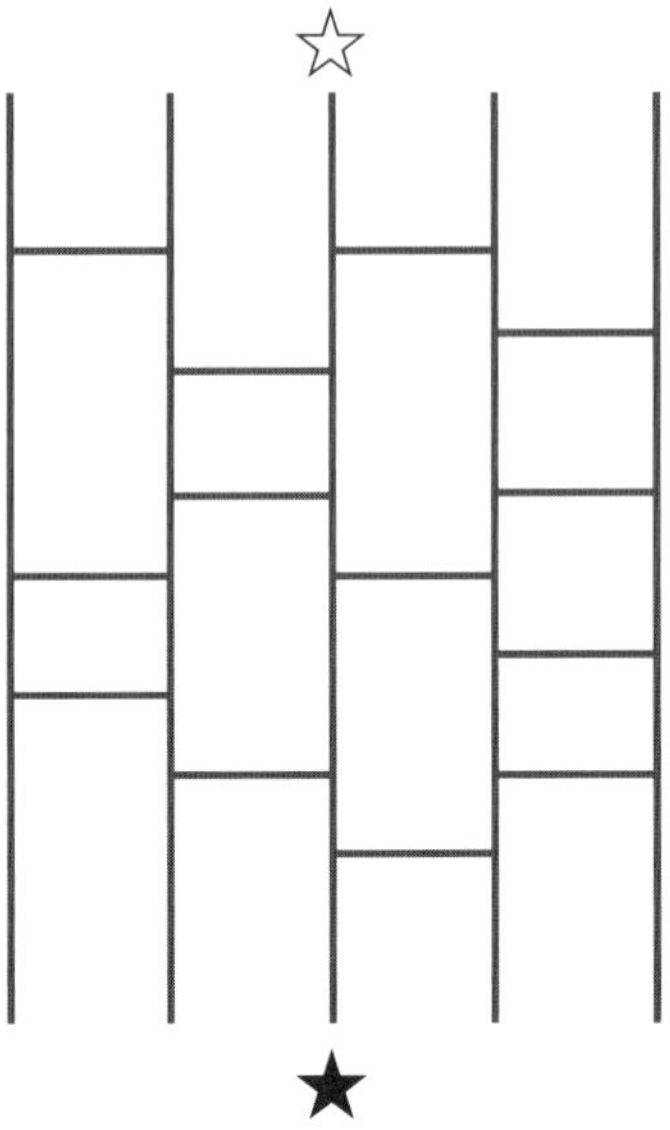

答え➡P.146

問題003 答え

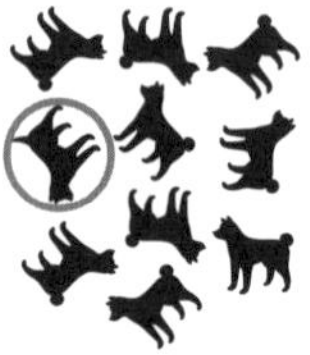

Q2

A、Bのいずれかから出発したとき、1本だけ横線を外すと★にたどり着けます。どこから出発して、どこの横線をはずせばよいでしょうか？

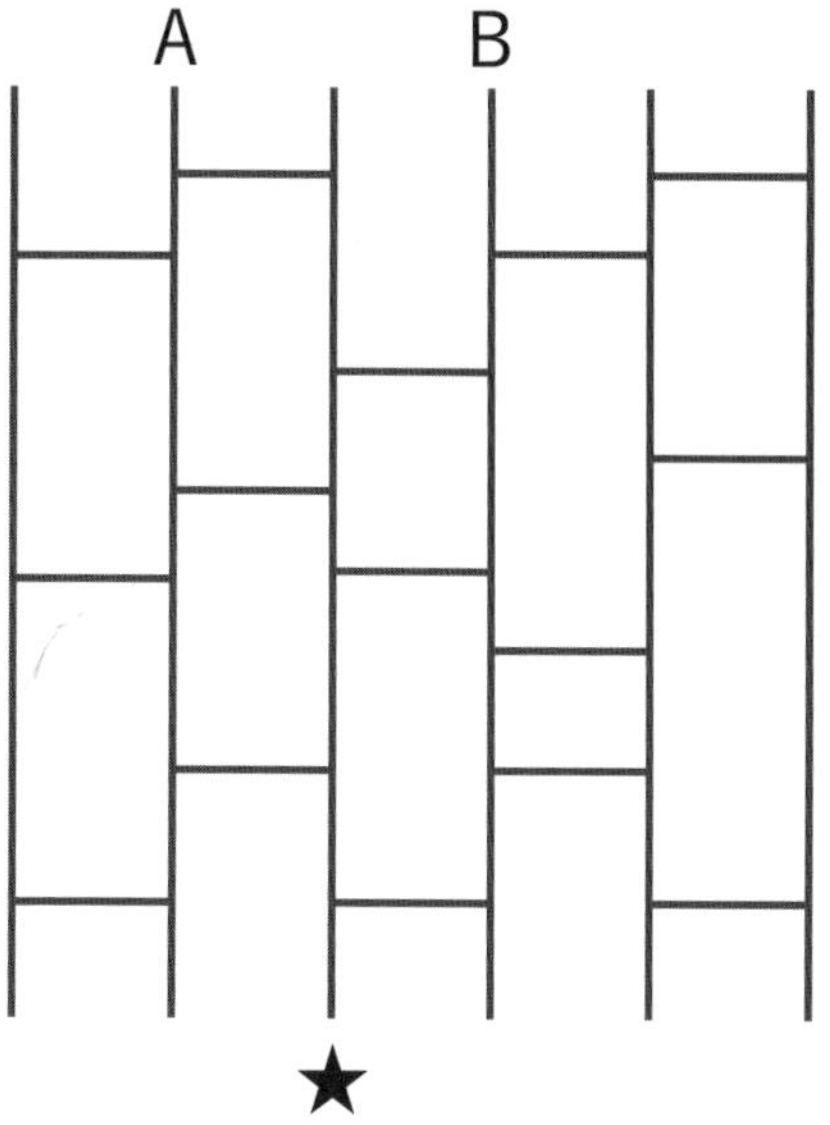

答え➡P.147

問題004 答え

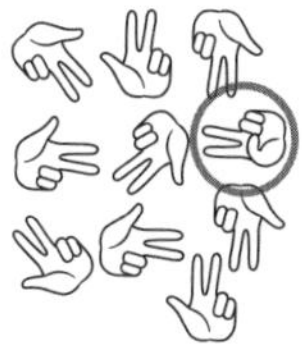

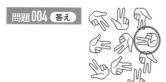

問題 006

レベル ★☆☆

次の図形の中に仲間はずれが1つだけあります。どれでしょうか？（制限時間30秒）

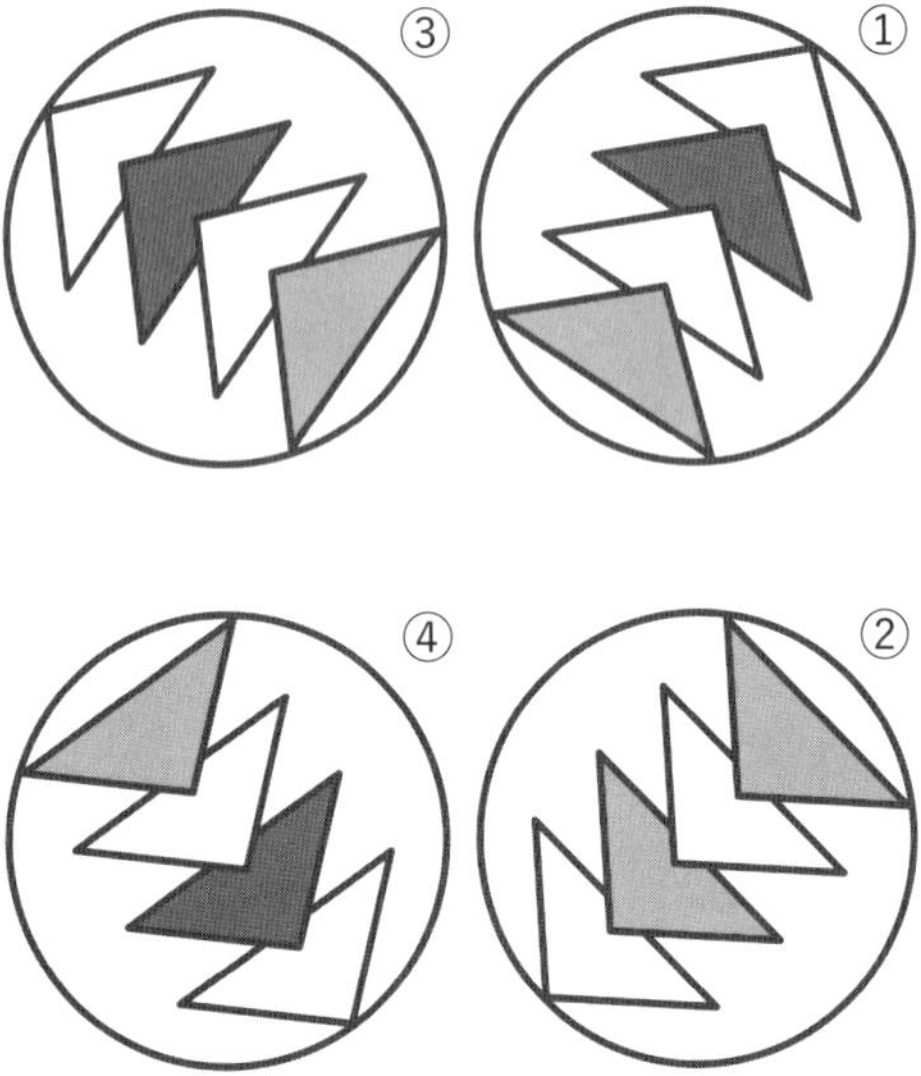

答え➡P.148

問題005 答え Q1 右の5通りがある。

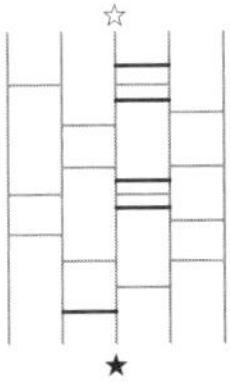

図形
仲間はずれ探し

問題 007

レベル ★★☆

次の図形の中に仲間はずれが1つだけあります。どれでしょうか？（制限時間30秒）

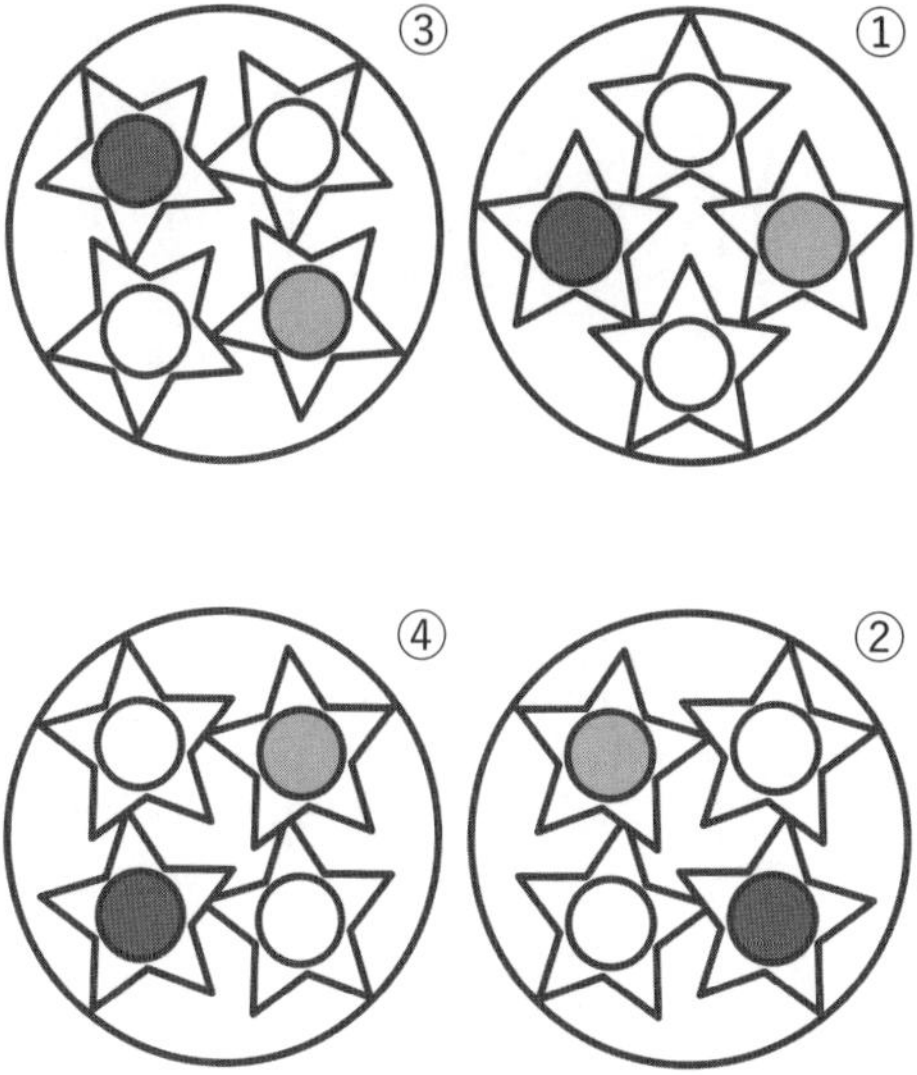

答え➡P.149

問題005 答え Q2 Aスタートで○で示した横線をはずす。

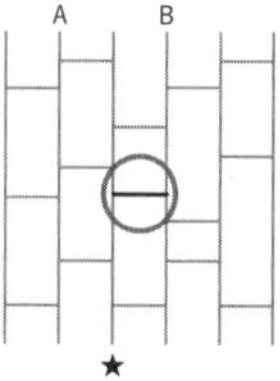

問題 008

レベル ★★☆

次の図形の中に仲間はずれが1つだけあります。どれでしょうか？ **（制限時間1分）**

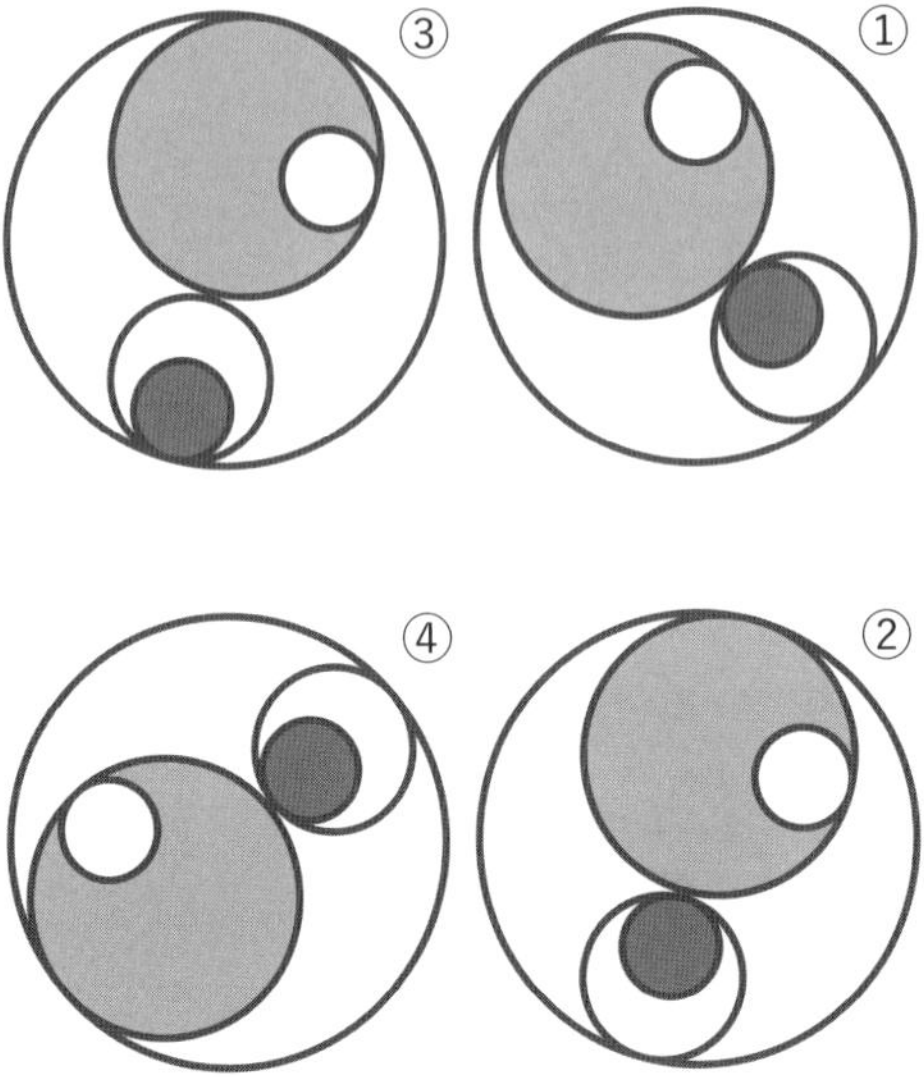

答え➡P.150

問題006 答え ②

図形
仲間はずれ探し

問題 009

レベル ★★☆

次の図形の中に仲間はずれが1つだけあります。どれでしょうか？ **（制限時間1分）**

①

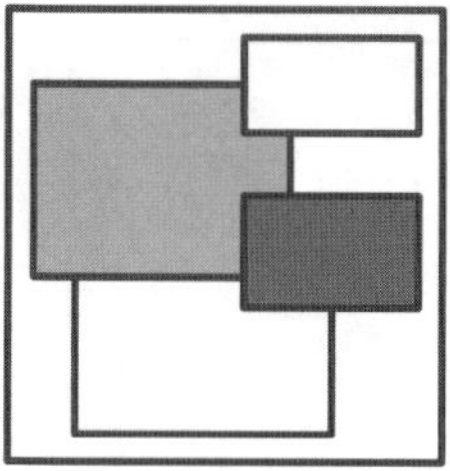

②

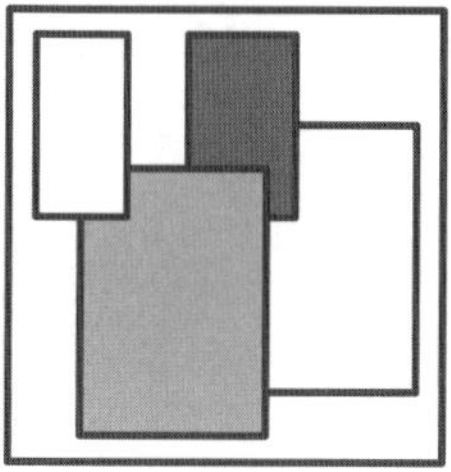

③

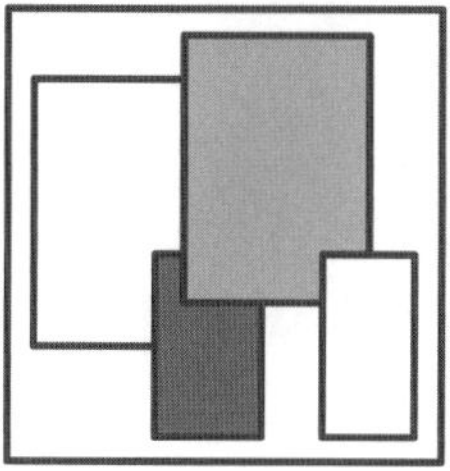

④

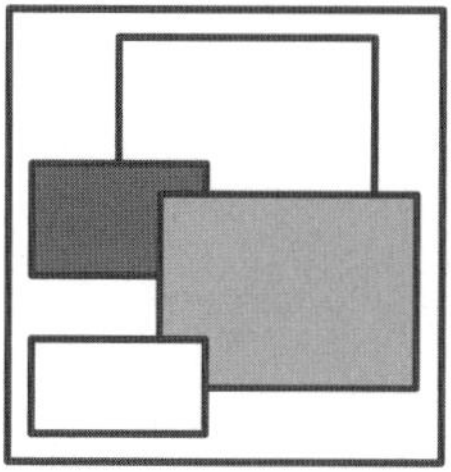

答え➡P.151

問題007 答え ④

問題 010

レベル ★★★

次のトランプの絵札をよく見て、３カ所の間違いを探してください。**（制限時間30秒）**

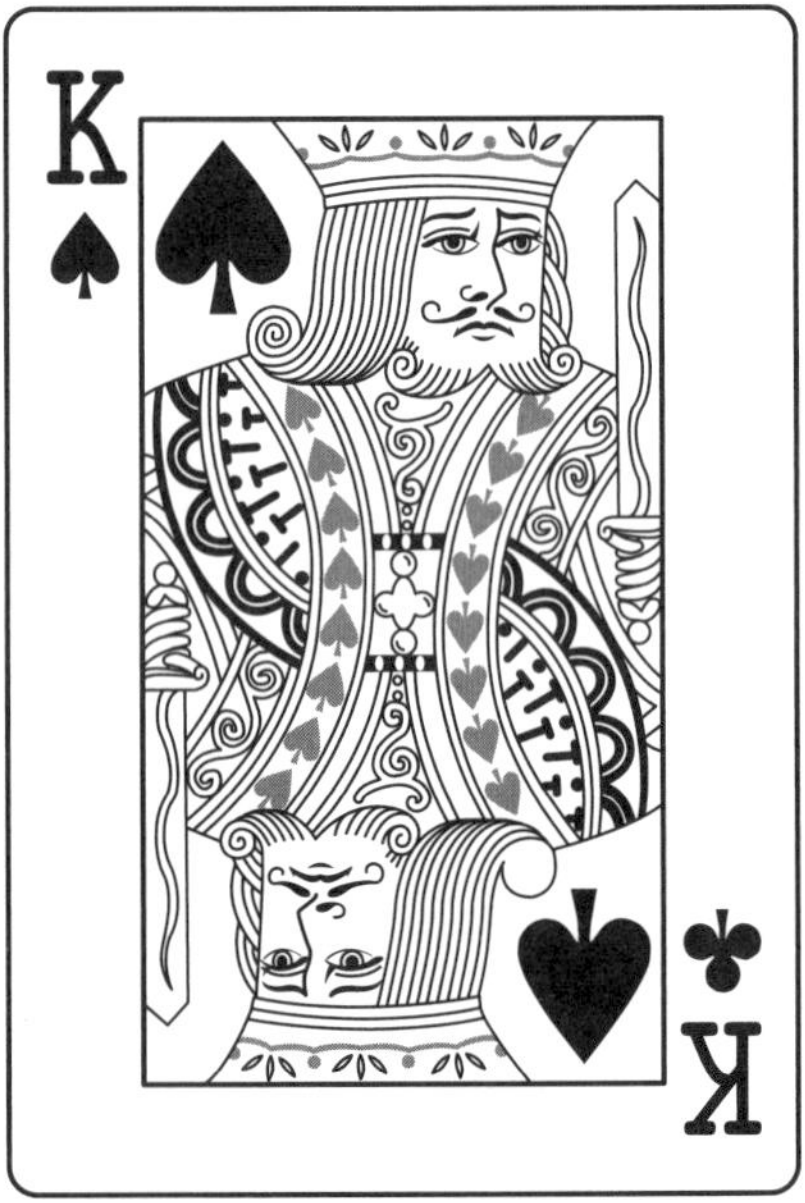

答え➡P.152

問題008 答え ③

ちょっとひと休み

空間認知力を鍛える30秒脳エクササイズ①

空間認知力を鍛えるには、身体の位置関係を瞬時に判断するエクササイズが効果的です。

耳・鼻つかみ

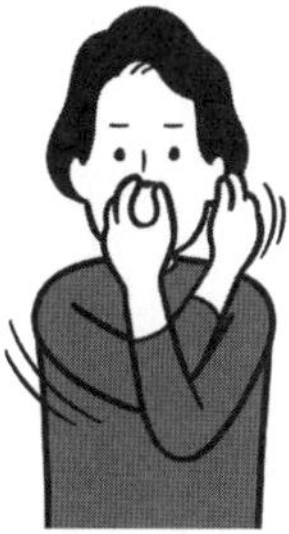

①左手で鼻をつかみます。右手をイラストのようにクロスさせて、左側の耳をつかみます。

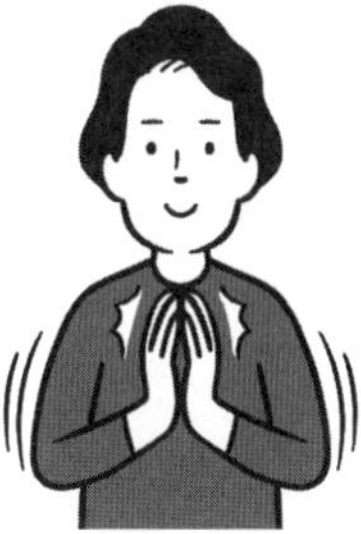

②手を鼻、耳から離して、顔の前でパン！と叩きます。

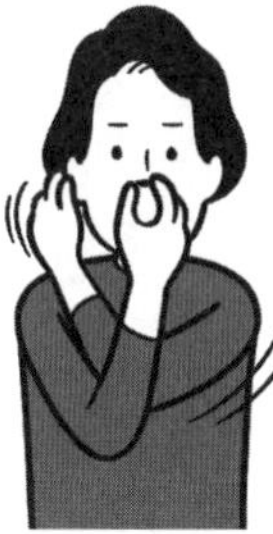

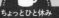

③瞬時に、左右の手を入れ替えます。右手で鼻をつかみ、左手で右側の耳をつかみます。

☆徐々にスピードアップして、①→②→③→②→①→②…と繰り返し行います。

問題009 答え ①

問題 011

レベル ★☆☆

鏡に映った時計の絵です。実際の時間は何時何分でしょうか？　午前、午後は関係ありません。

（制限時間①〜④で1分）

①

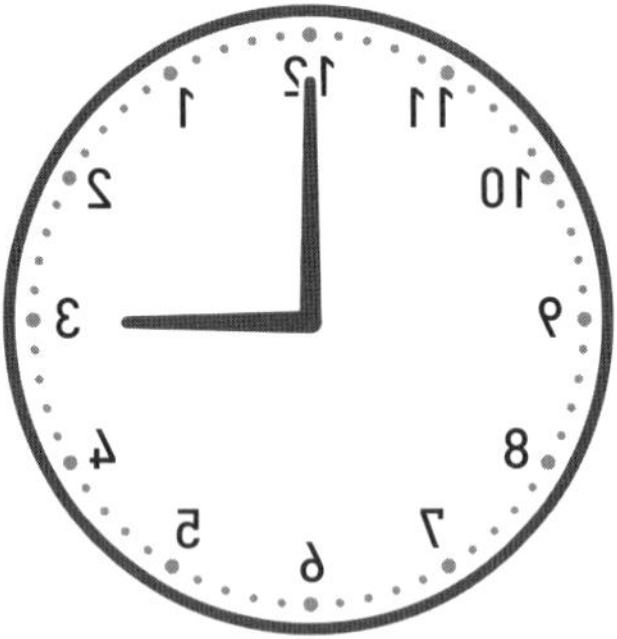

②

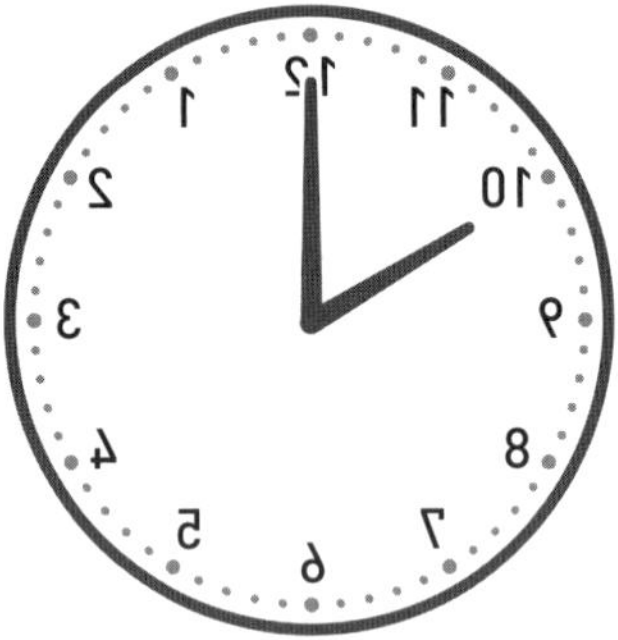

問題010 答え

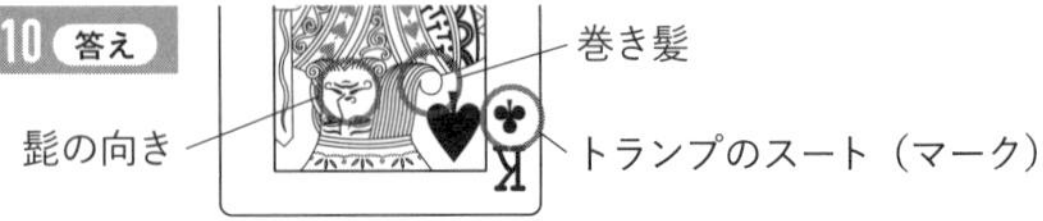

③

④

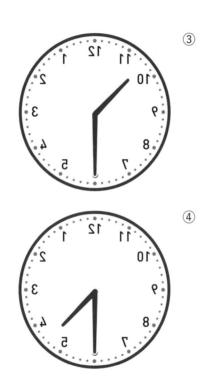

答え➡P.155

問題 012

レベル ★★☆

鏡に映った時計の絵です。実際の時間は何時何分でしょうか？　午前、午後は関係ありません。

（制限時間①〜④で1分）

①

②

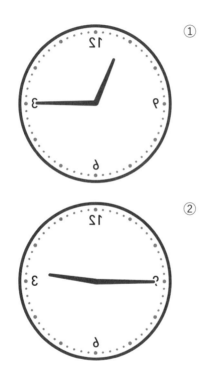

③

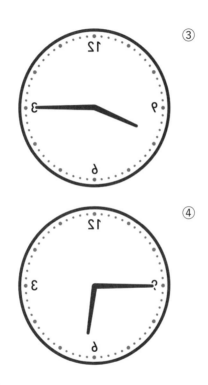

④

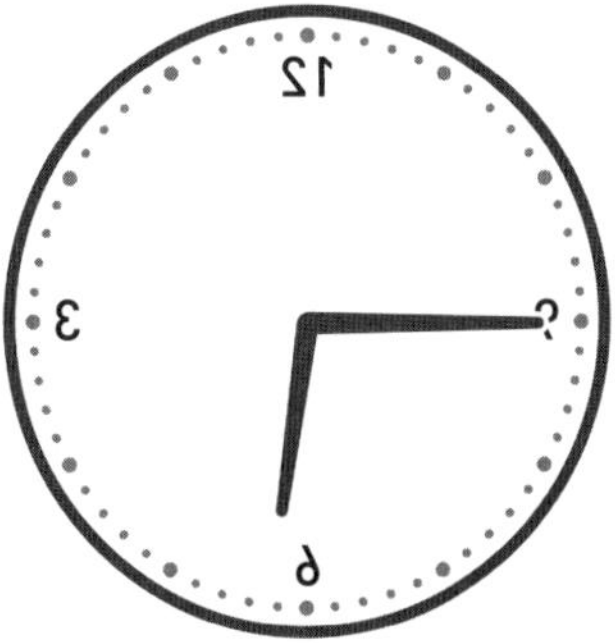

答え➡P.157

問題011 答え ①3時　②10時　③10時30分　④4時30分

問題013

レベル★★☆

鏡に映った時計の絵です。実際の時間は何時何分でしょうか？　午前、午後は関係ありません。

（制限時間①～④で1分）

①

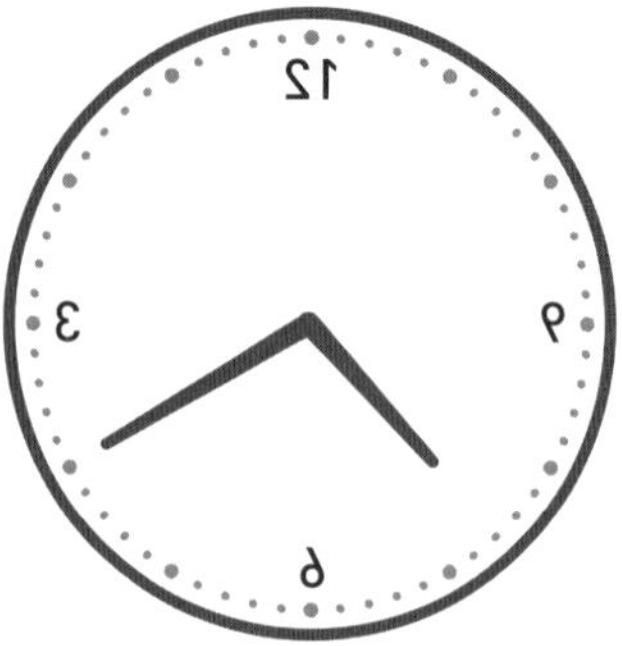

②

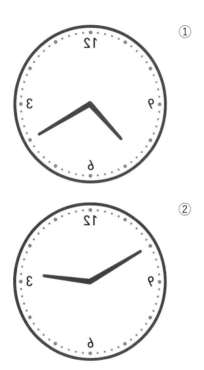

③

④

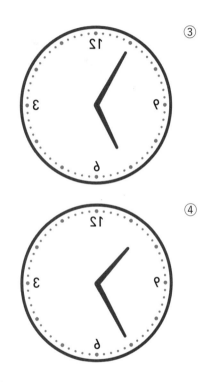

答え➡P.159

問題012 答え ①11時15分　②2時45分　③8時15分
④5時45分

問題 014

レベル ★★★

鏡に映った時計の絵です。実際の時間は何時何分でしょうか？　午前、午後は関係ありません。

（制限時間①と②で1分）

①

②

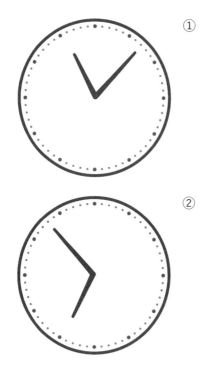

答え➡P.160

鏡に映った金魚鉢

問題 015

レベル ★★☆

次のイラストは、下が実像、上がそれを鏡に映したものです。鏡に映っているイラストの間違っているところをすべて答えてください。**(制限時間30秒)**

【鏡】

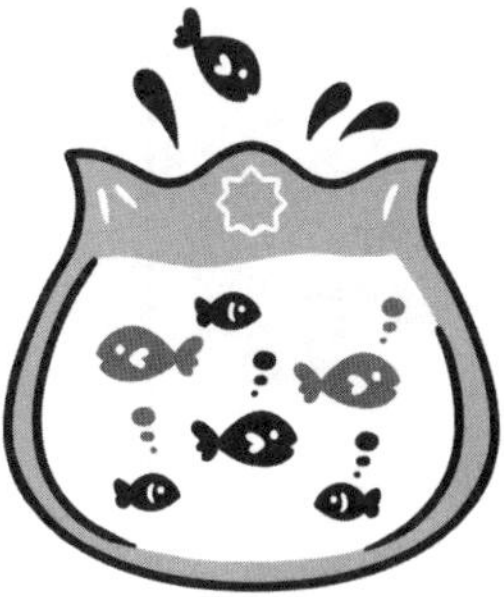

【実像】

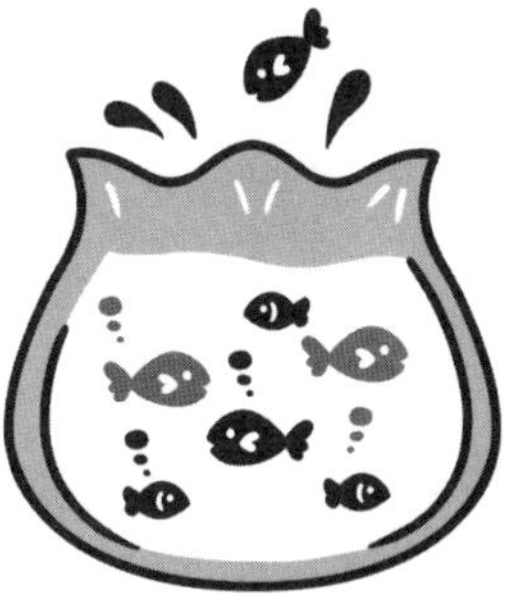

答え➡P.161

問題013 答え ①7時20分　②2時50分　③6時55分　④10時35分

問題016

レベル★☆☆

隠れている文字は何ですか？（制限時間①と②で20秒）

①

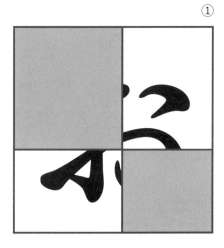

問題014 答え ①12時53分　②5時7分

②

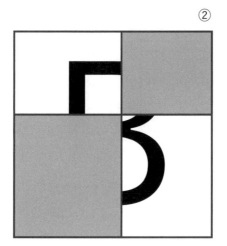

答え➡P.163

問題015 答え

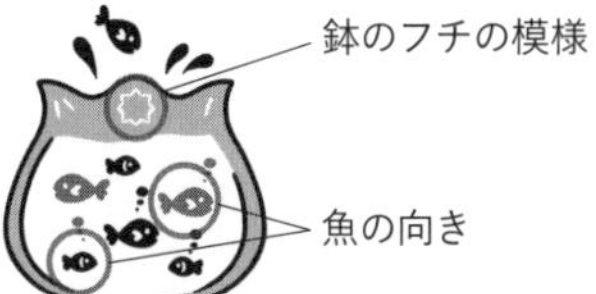

問題017

レベル ★☆☆

次の図形を作るのに不要な図形を①～⑤の中から1つ選んでください（裏返っているものもあります）。

（制限時間1分）

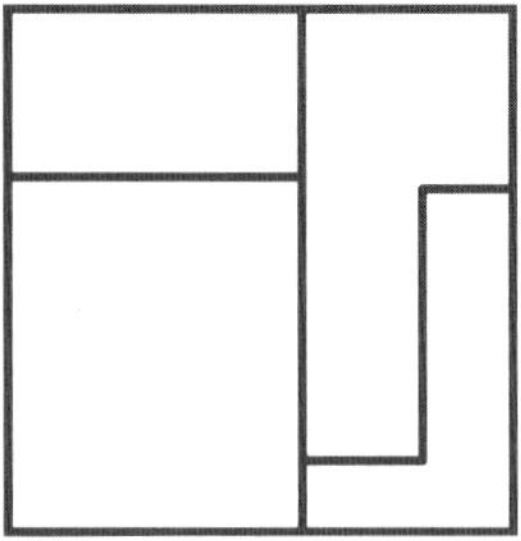

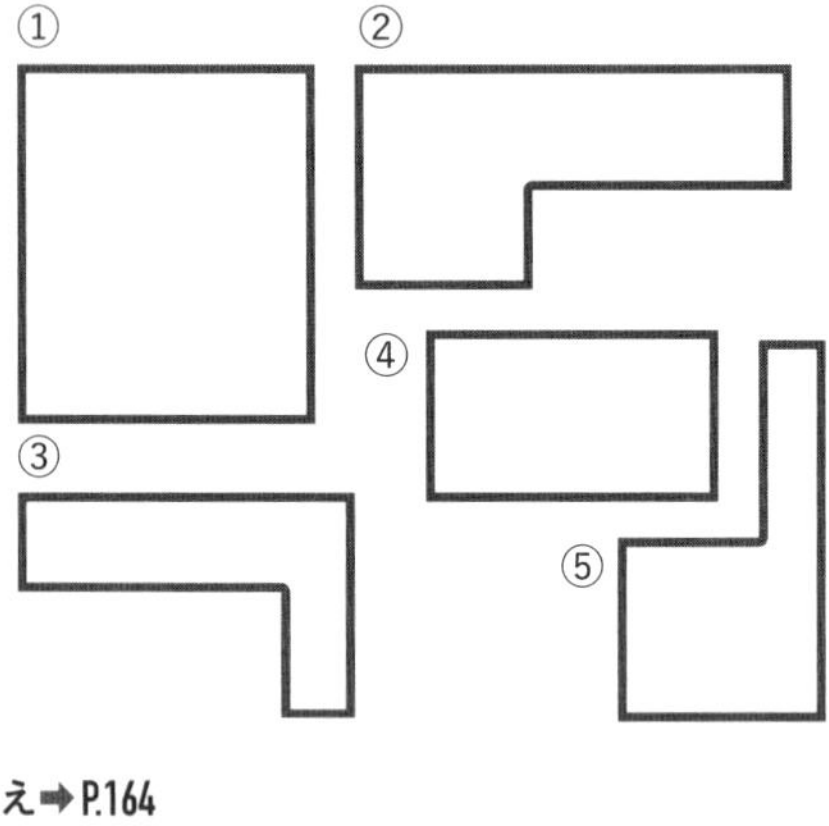

答え➡P.164

図形組み立てパズル

問題018

レベル★★☆

次の図形を作るのに不要な図形を①～⑥の中から1つ選んでください（裏返っているものもあります）。

（制限時間1分）

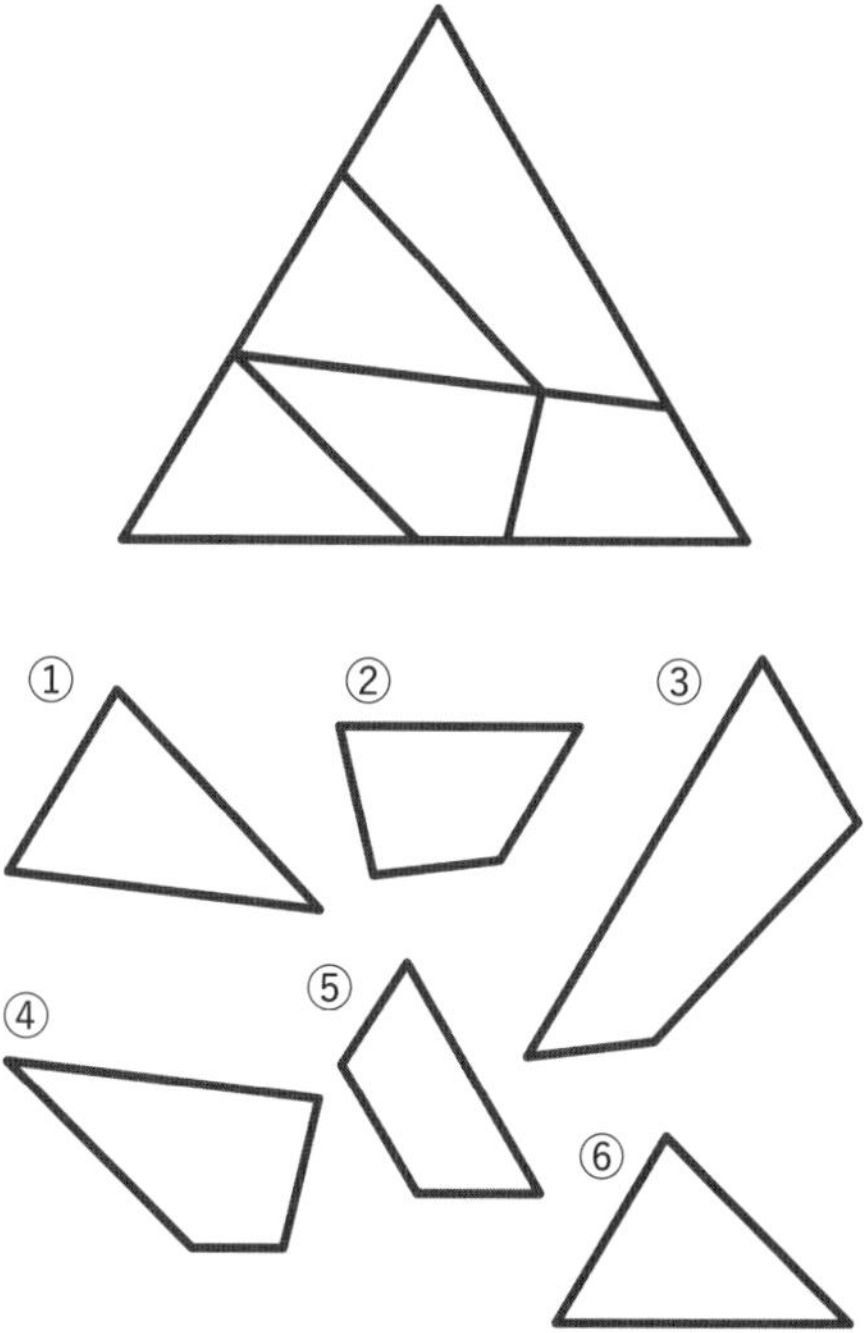

答え➡P.165

問題016 答え ①お　②B

問題019

レベル★★★

次の図形を作るのに不要な図形を①～⑦の中から1つ選んでください（裏返っているものもあります）。

（制限時間1分）

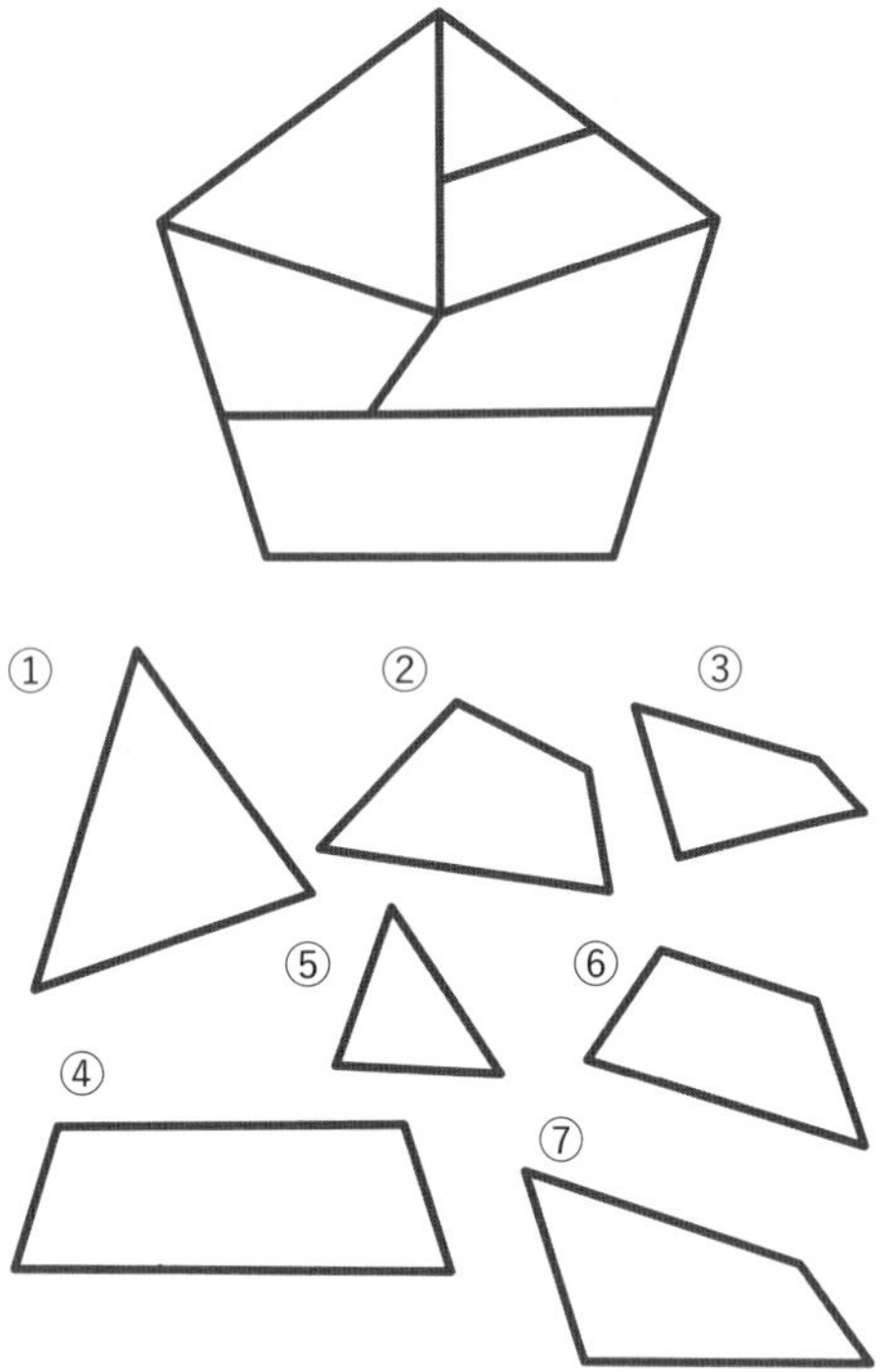

答え➡P.166

問題017 答え ⑤

ぴったり合う図形探し

問題020

レベル★★☆

次の図Aとぴったり合わさる図形はどれですか。

（制限時間30秒）

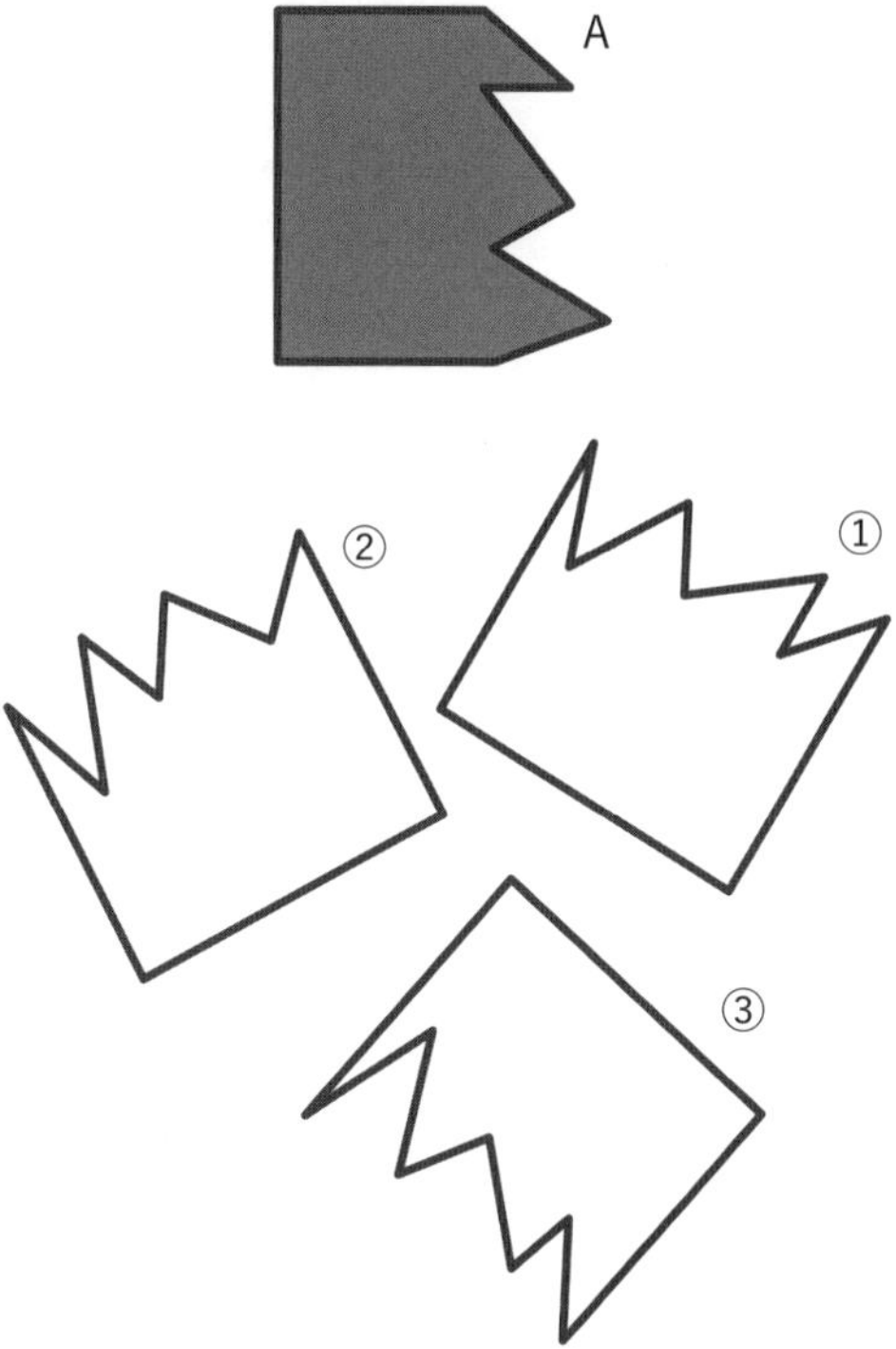

答え➡P.167

問題018 答え ⑤

問題 021

レベル ★☆☆

次の図形を点線で2つに切りました。切り取った2つの図形は次の①～④のうち、どれとどれになりますか？

（制限時間1分）

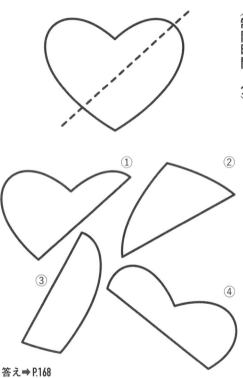

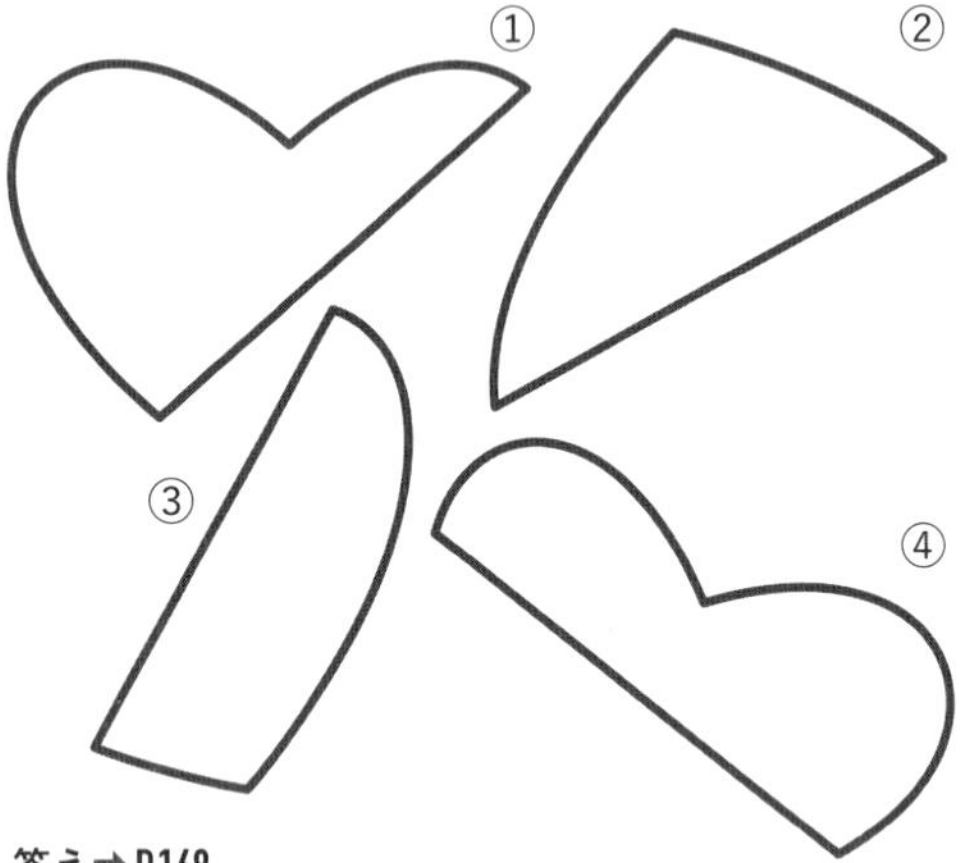

答え➡P.168

問題019 答え ③

図形分割パズル

問題 022

レベル ★★☆

次の図形を点線で2つに切りました。切り取った2つの図形は次の①～④のうち、どれとどれになりますか？

（制限時間1分）

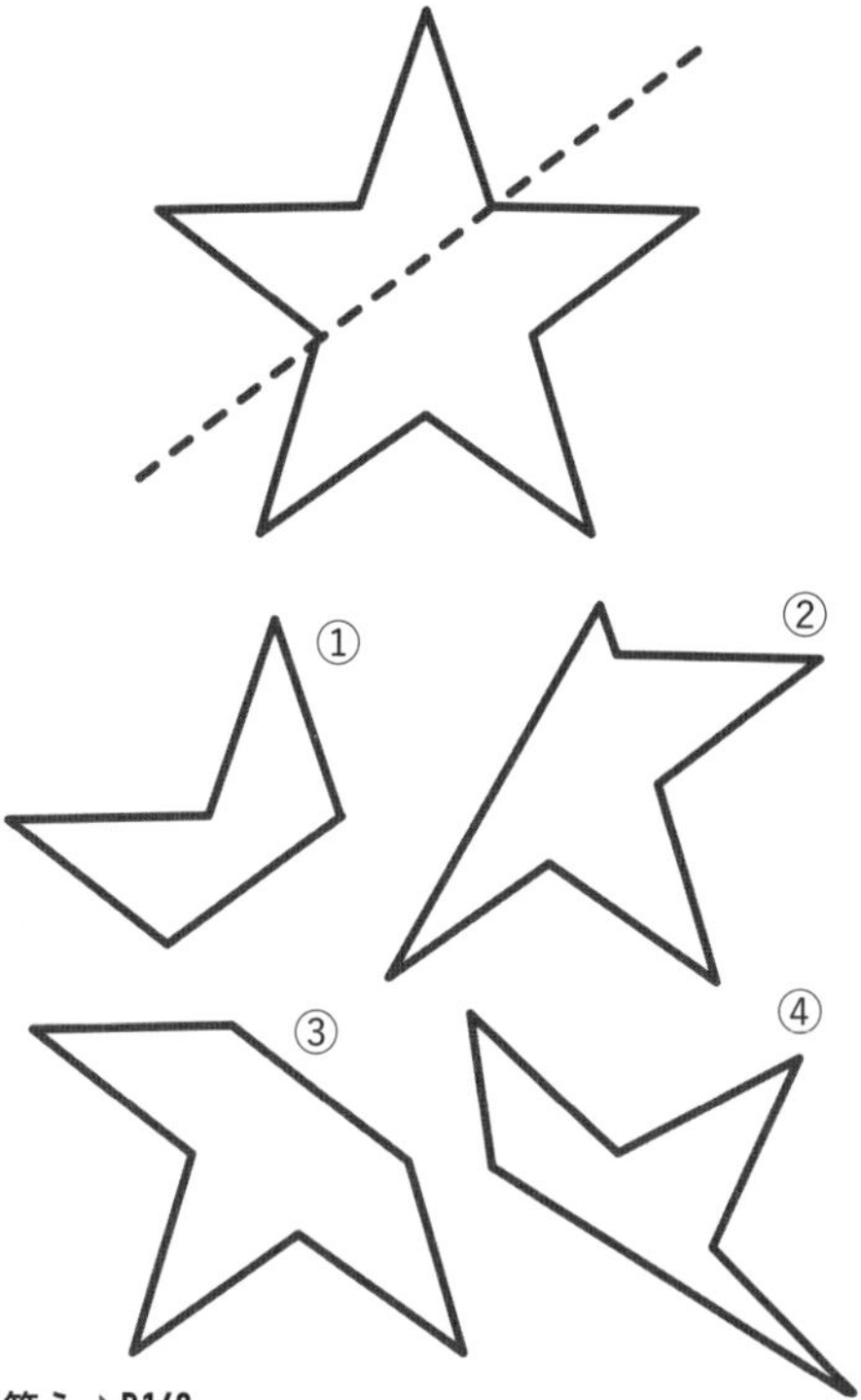

答え➡P.169

問題020 答え ①

問題 023

レベル ★★☆

次の図形を点線で2つに切りました。切り取った2つの図形は次の①～④のうち、どれとどれになりますか？

（制限時間1分）

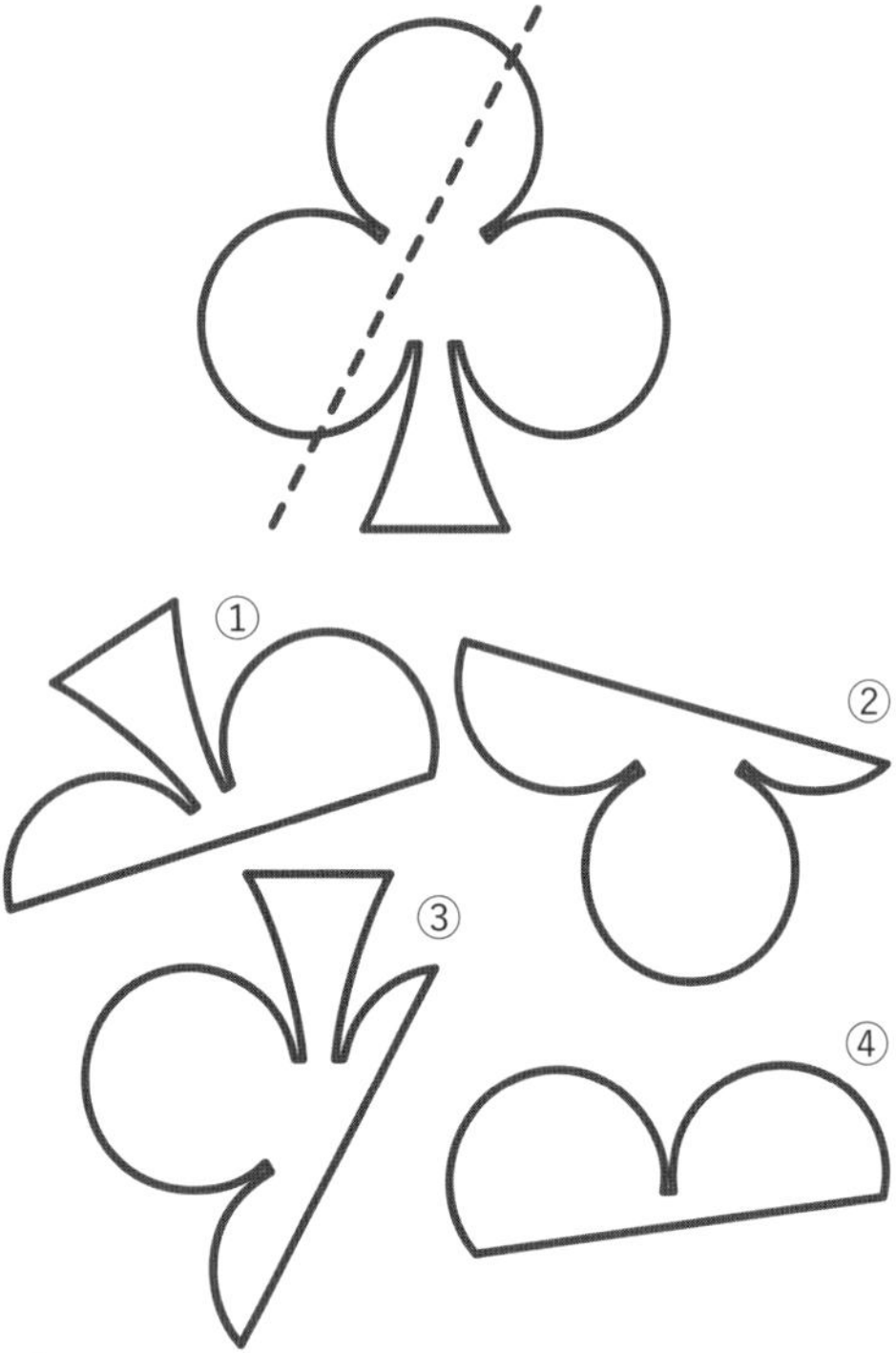

答え➡P.170

問題021 答え ①・③

立方体いくつ？

問題 024

レベル ★☆☆

立方体は全部でいくつありますか。（制限時間15秒）

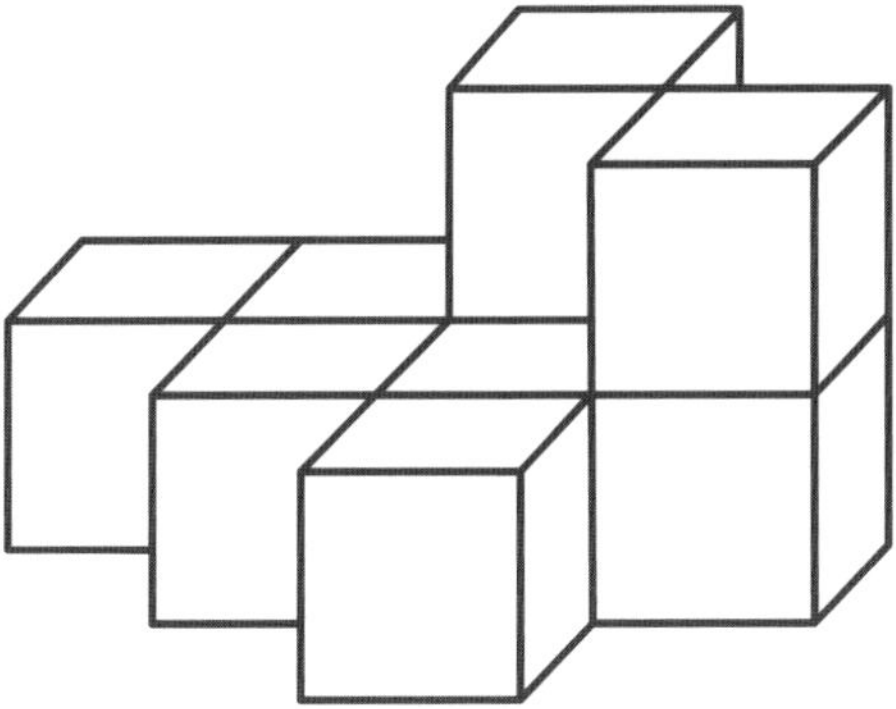

答え➡P.171

問題022 答え ①・③

ジャンケン
何を出す？

問題 025

レベル★☆☆

これからジャンケンをします。次のジャンケンに必ず勝つには何を出せばよいでしょうか。実際に声に出し、手で形を作ってみましょう。**（制限時間①～③で30秒）**

（石＝グー　ハサミ＝チョキ　紙＝パー）

①ハサミ

②石

③紙

答え➡P.172

問題023 答え　③・④

ジャンケン
何を出す？

問題 026

レベル ★☆☆

これからジャンケンをします。次のジャンケンに必ず負けるには何を出せばよいでしょうか。実際に声に出し、手で形を作ってみましょう。**（制限時間①～③で30秒）**

① 石

② 紙

③ ハサミ

答え➡P.173

問題024 答え 9つ

問題027

レベル★☆☆

次の指示にしたがってジャンケンしてください。何を出せばよいでしょうか。実際に声に出し、手で形を作ってみましょう。**（制限時間①～④で30秒）**

① 紙 ⬇ 負けてね

② ハサミ ⬇ 勝ってね

③ 石 ⬇ 勝たないでね

④ ハサミ ⬇ 負けてね

答え➡P.174

問題025 答え ①グー　②パー　③チョキ

ジャンケン何を出す？

問題 028

レベル★★☆

次の指示にしたがってジャンケンしてください。何を出せばよいでしょうか。実際に声に出し、手で形を作ってみましょう。**（制限時間①～⑥で30秒）**

①ハサミ ➡ 負けないでね

②石 ➡ 勝ってね

③紙 ➡ 勝ってね

④石 ➡ 負けてね

⑤ハサミ ➡ 勝たないでね

⑥紙 ➡ 負けないでね

答え➡P.175

問題026 答え ①チョキ　②グー　③パー

裏返り者を探せ

問題029

レベル★★☆

漢字がさまざまな大きさになっています。ところが2カ所だけ裏返ってしまいました。それを発見して○をつけてください。（制限時間30秒）

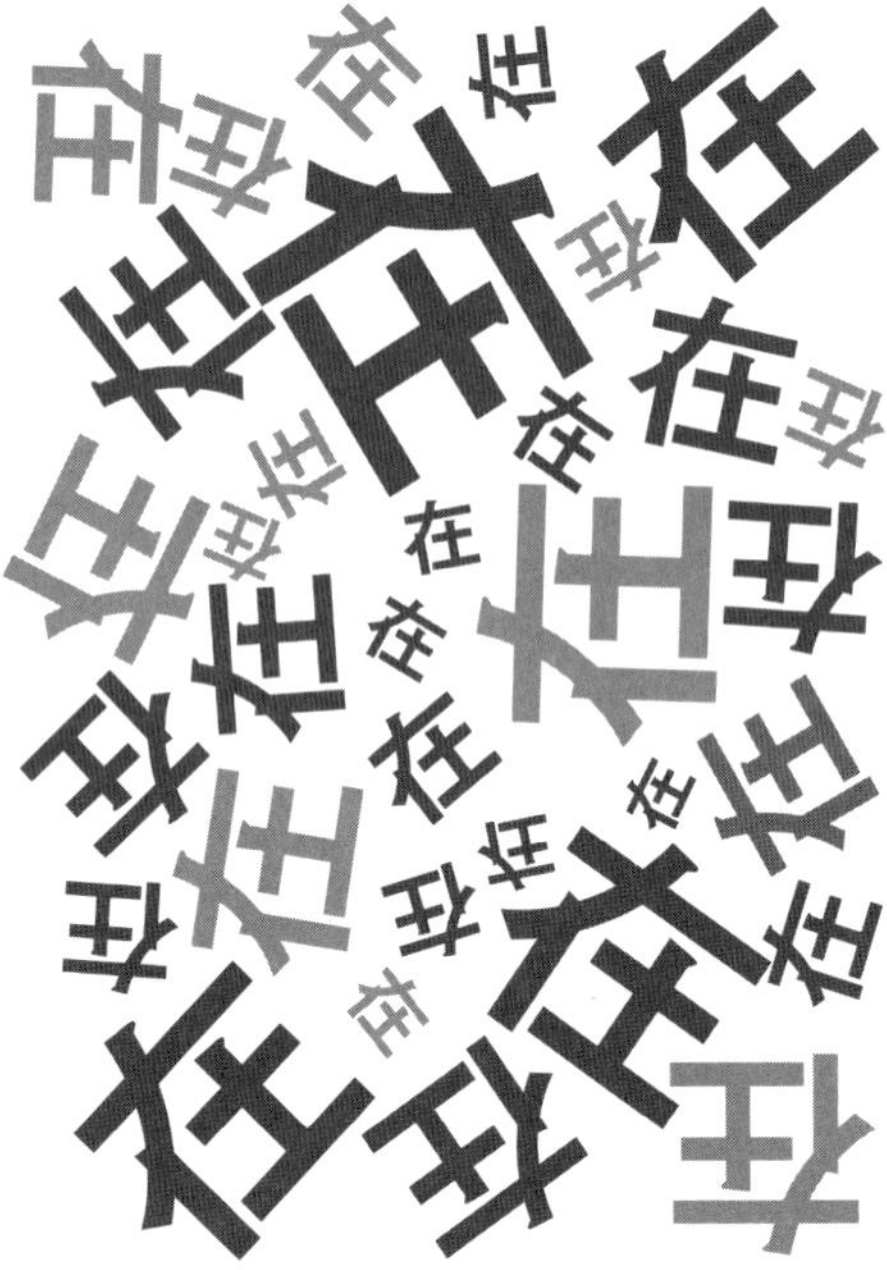

答え➡P.176

問題027 答え　①グー　②グー　③チョキ・グー　④パー

裏返り者を探せ

問題 030

レベル ★★☆

漢字がさまざまな大きさになっています。ところが2カ所だけ裏返ってしまいました。それを発見して○をつけてください。（制限時間30秒）

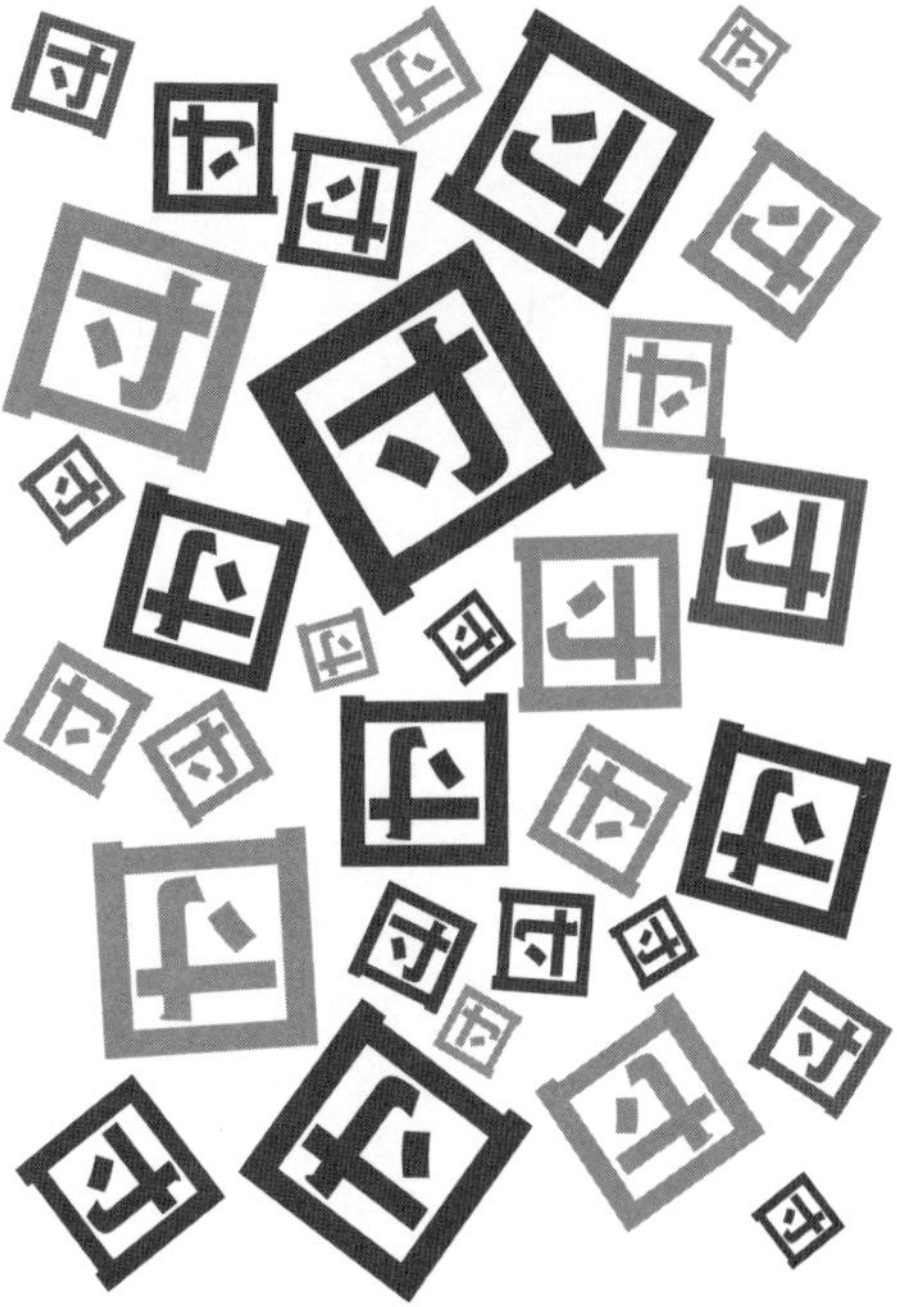

答え➡P.177

問題028 答え ①グー・チョキ　②パー　③チョキ　④チョキ　⑤パー・チョキ　⑥チョキ・パー

問題 031

レベル★☆☆

次のカタカナの鏡文字を正しい文字にして、発音してみましょう。**（制限時間①～⑥で30秒）**

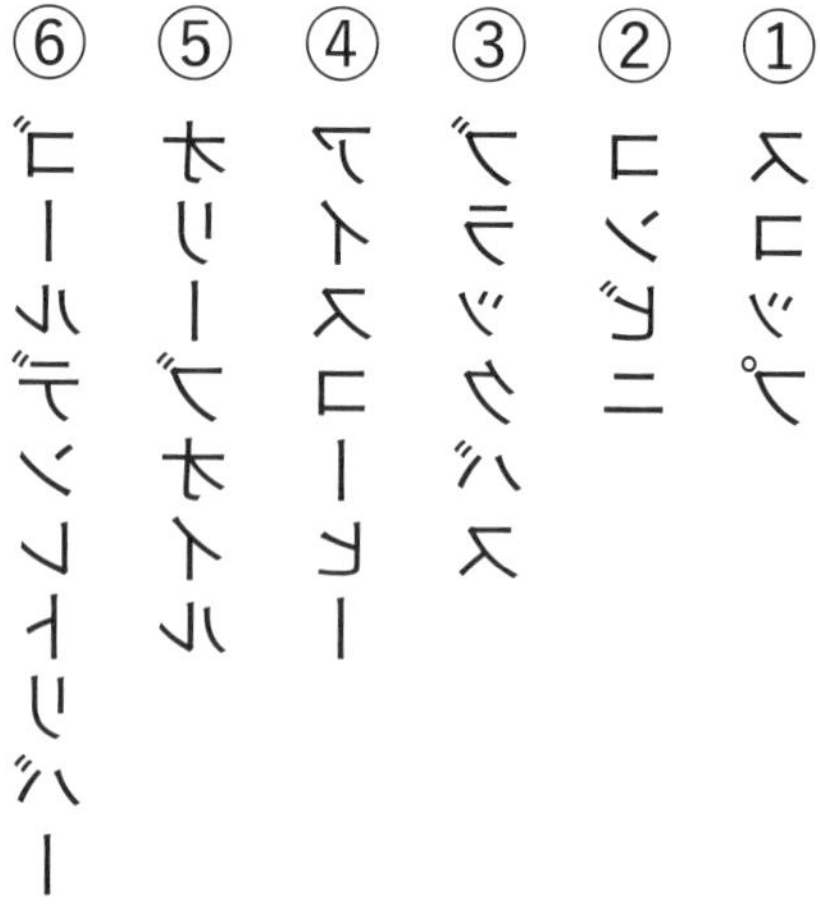

答え➡P.178

問題029 答え

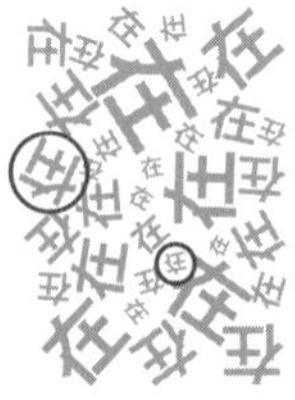

鏡文字を読む

問題 032

レベル★☆☆

次のひらがなの鏡文字を正しい文字にして、発音してみましょう。（制限時間①～⑥で30秒）

① ふじさん

② ゆりかもめ

③ おりたたみがさ

④ てんきよほう

⑤ しんだいれっしゃ

⑥ こっかいぎじどう

答え➡P.179

問題030 答え

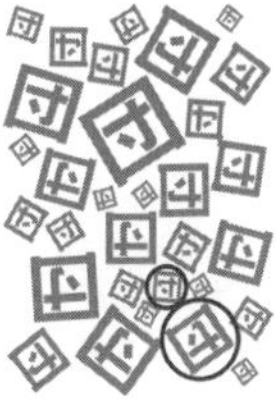

問題033

レベル★★☆

次のことわざの鏡文字を正しい文字にして、発音してみましょう。一文字ずつ読んでください。

（制限時間①～⑤で1分）

① あんずるよりうむがやすし

② みいらとりがみいらになる

③ いしばしをたたいてわたる

④ こけつにいらずんばこじをえず

⑤ くんしはあやうきにちかよらず

答え➡P.180

問題031 答え ①スコップ ②コンビニ ③ブラックバス ④アイスコーヒー ⑤オリーブオイル ⑥ゴールデンレトリバー

鏡文字を読む

問題 034

レベル ★★☆

次のことわざの鏡文字を正しい文字にして、発音してみましょう。一文字ずつ読んでください。

（制限時間①～⑤で1分）

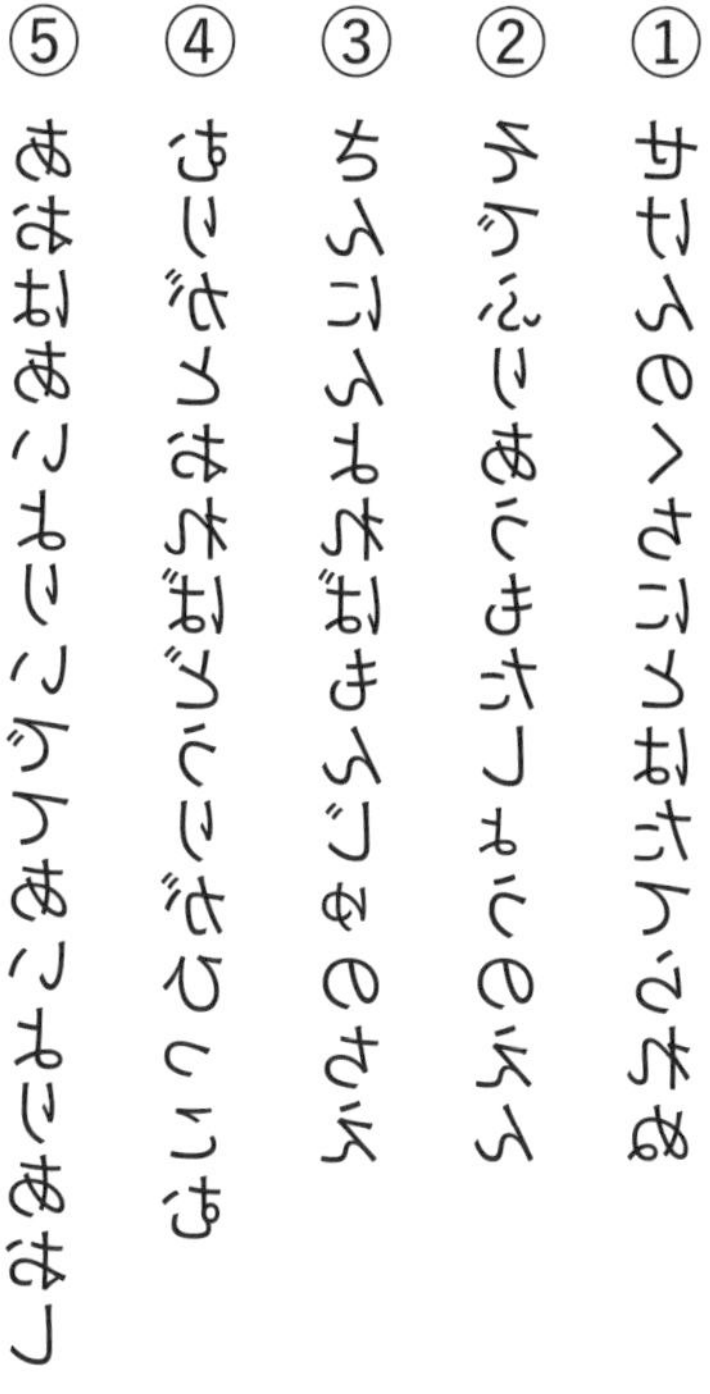

答え➡P.181

問題032 答え ①ふじさん ②ゆりかもめ ③おりたたみがさ ④てんきよほう ⑤しんだいれっしゃ ⑥こっかいぎじどう

問題035

レベル ★★☆

全部で10の四字熟語が裏返しになっていますが、40文字のうち3文字の誤字があります。その文字を探し出し、正しい字を書いてください。（**制限時間1分**）

名所旧跡

有為転変

金科玉条

天下無双

阿鼻叫喚

言語道断

百家争鳴

一念発起

四分五裂

諸行無常

解答欄

答え➡P.182

問題033 答え ①あんずるよりうむがやすし　②みいらとりがみいらになる　③いしばしをたたいてわたる　④こけつにいらずんばこじをえず　⑤くんしはあやうきにちかよらず

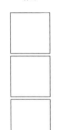

鏡文字校正

問題036

レベル ★★☆

全部で10の四字熟語が裏返しになっていますが、40文字のうち4文字の誤字があります。その文字を探し出し、正しい字を書いてください。**(制限時間1分)**

自家撞着

沈思黙考

軽佻浮薄

群雄割拠

温厚篤実

年功序列

武運長久

旗幟鮮明

拱手傍観

治外法権

解答欄

答え➡P.183

問題034 答え ①せけんのくちにとはたてられぬ ②そでふりあうもたしょうのえん ③さんにんよればもんじゅのちえ ④むりがとおればどうりがひっこむ ⑤あおはあいよりいでてあいよりあおし

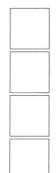

ちょっとひと休み

空間認知力を鍛える30秒脳エクササイズ②

空間認知力を鍛えるには、単純な動作の繰り返しを身体の左右でずらして行うエクササイズが効果的です。

肩・頭・頭上に両手を動かす

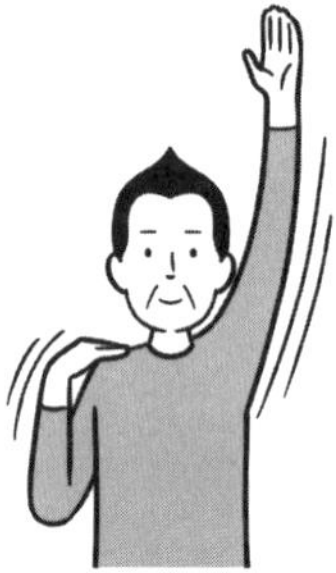

①右手を肩の上に置きます。左手は頭上に挙げます。

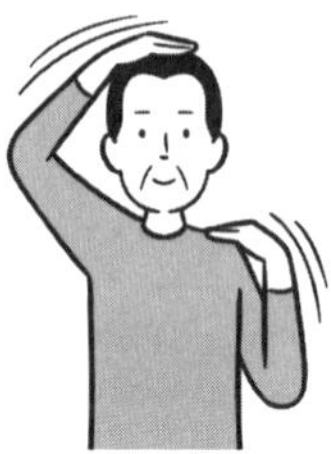

②次に、右手を頭に移動します。同時に、左手を肩に移動します。

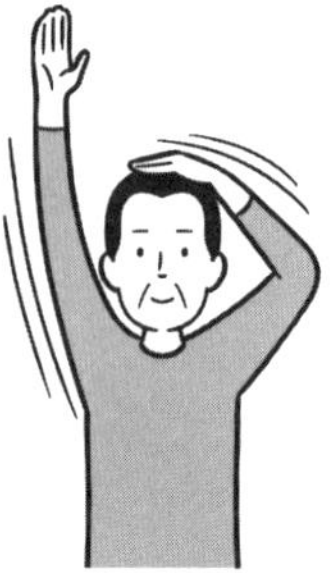

③次に右手を頭上に挙げます。同時に左手を頭に移動します。

☆それぞれの手を、肩に置く→頭に置く→頭上に挙げる、の順に移動させます。左右の手の動作は、1つずつずらします。徐々にスピードアップして、繰り返し行います。

問題035 答え　3行目の「料」→「科」、5行目の「叩」→「叫」、9行目の「丑」→「五」

法則を探せ

問題037

レベル★☆☆

次のマークはあるルールにしたがって並んでいます。空欄に入るマークは何ですか？（制限時間15秒）

◎	◎	×
■	■	△
×	×	
△	△	■

答え➡P.185

問題036 答え 2行目「孝」→「考」、4行目「処」→「拠」、5行目「萬」→「篤」、8行目「朋」→「明」

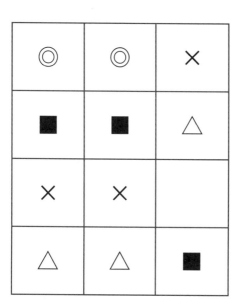

ちょっとひと休み

空間認知力を鍛える30秒脳エクササイズ③

じゃんけんを使ったエクササイズです。

１人後《あと》出《だ》しじゃんけん

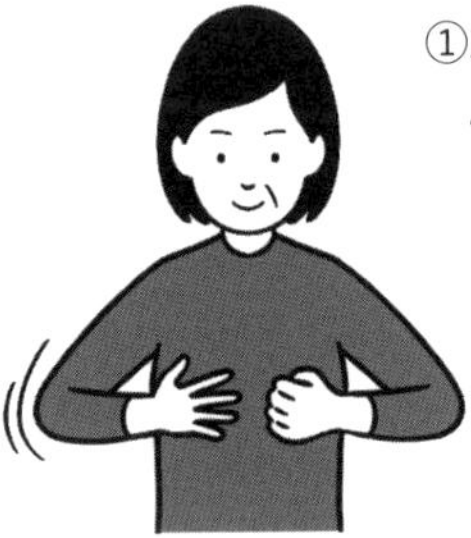

①左手をグー、チョキ、パーの順番で先に出し、右手を後に出します。右手が必ず勝つようにして５回繰り返します。

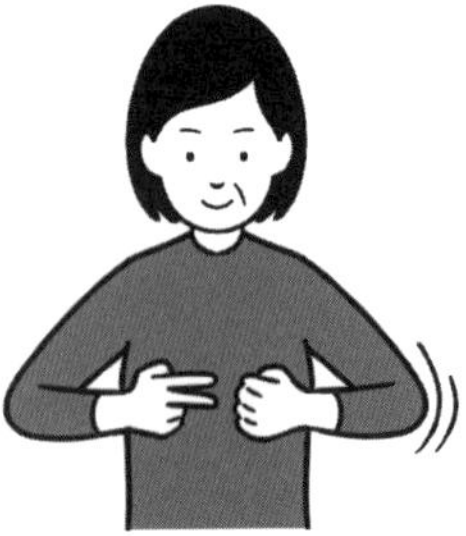

②次は右手をグー、チョキ、パーの順番で先に出し、左手を後に出します。左手が必ず勝つようにして５回繰り返します。

☆慣れてきたら、「後出しするほうが必ず負けるようにする」「後出しするほうが３回勝った後に３回負ける」など、複雑なルールにしてやってみましょう。

三角計算

問題038

レベル ★☆☆

上の段の隣同士の数字を足して、下の段の□を暗算で埋めていきます（メモをしてはいけません）。一番下の□に入る数字は何でしょう。**（制限時間①～③で1分）**

【例題】

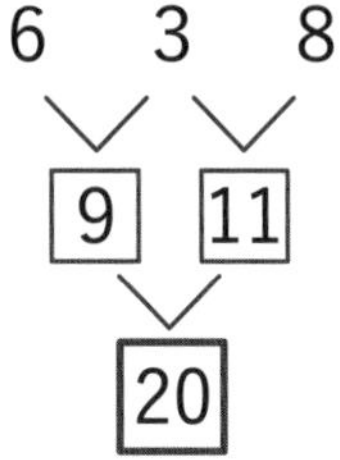

①

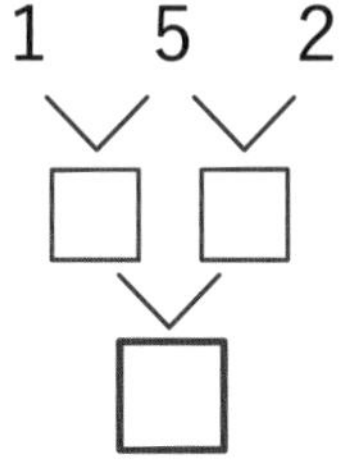

②

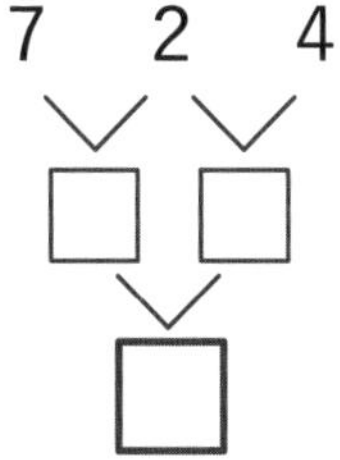

③

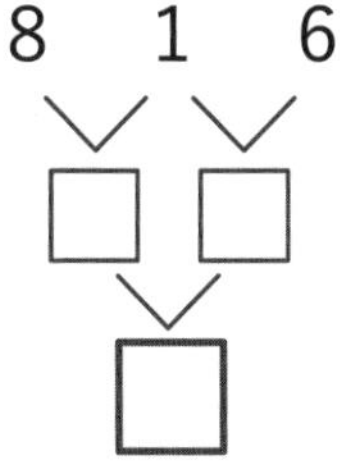

答え➡P.187

問題037 答え ◎

問題039

レベル★★☆

上の段の隣同士の数字を足して、下の段の□を暗算で埋めていきます（メモをしてはいけません）。一番下の□に入る数字は何でしょう。**（制限時間①～④で1分）**

①

8　2　7

□　□

□

②

4　7　6

□　□

□

③

5　2　9

□　□

□

④

7　9　8

□　□

□

答え➡P.188

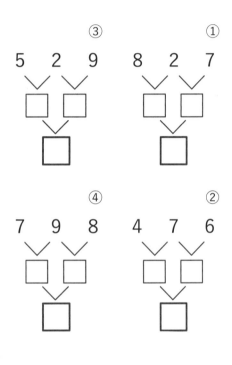

三角計算

問題040

レベル★★★

上の段の隣同士の数字を足して、下の段の□を暗算で埋めていきます（メモをしてはいけません）。一番下の□に入る数字は何でしょう。**（制限時間①～④で2分）**

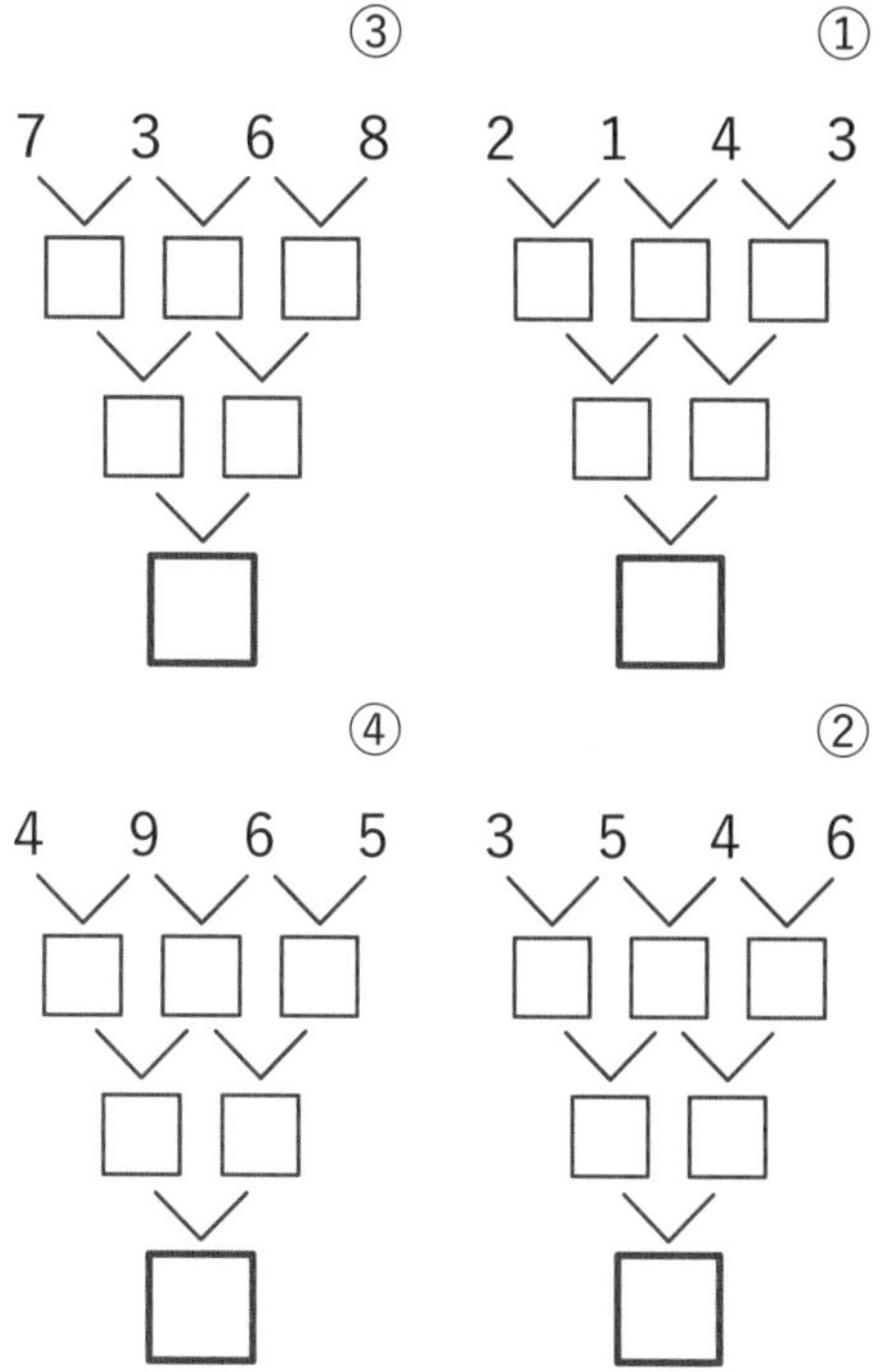

答え➡P.189

問題038 答え ①13 ②15 ③16

問題 041

レベル ★★★

上の段の隣同士の数字を足して、下の段の□を暗算で埋めていきます（メモをしてはいけません）。一番下の□に入る数字は何でしょう。（制限時間①～④で2分）

①

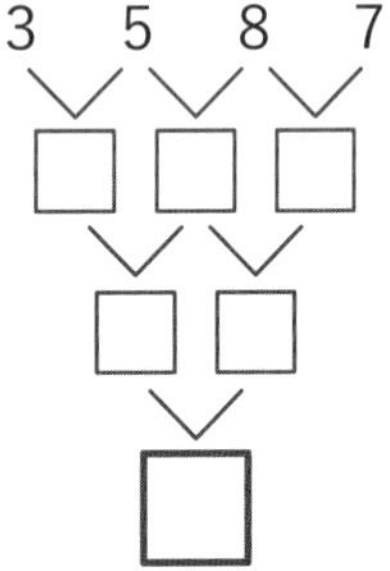

②

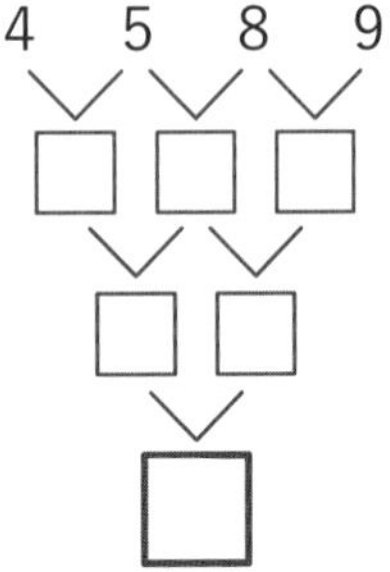

③

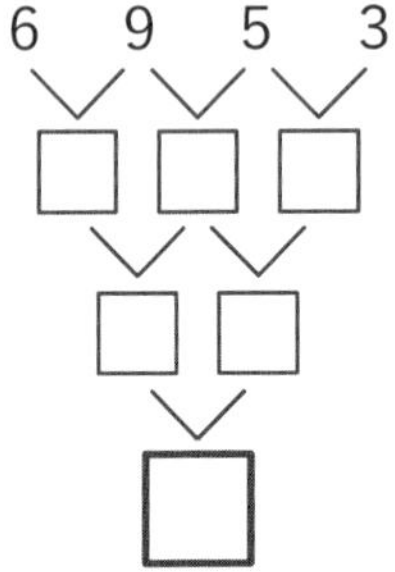

④

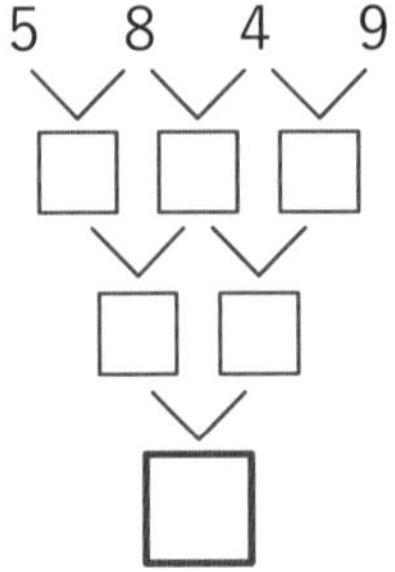

答え➡P.190

問題039 答え ①19 ②24 ③18 ④33

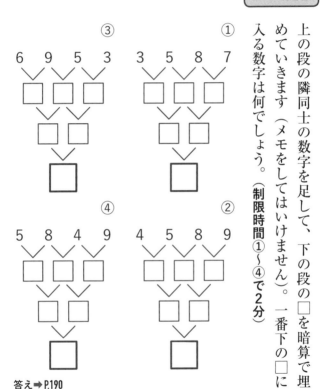

一筆書き
できるかな

問題042

レベル★★☆

次の図形のうち、一筆書きができるものはどちらでしょう。**（制限時間1分）**

①

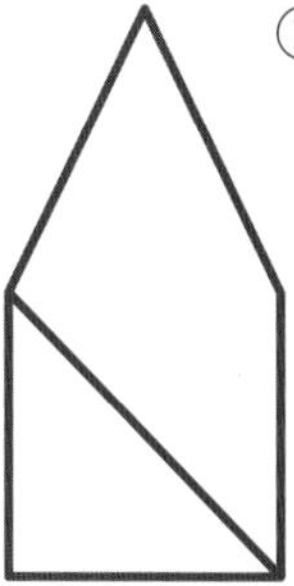

②

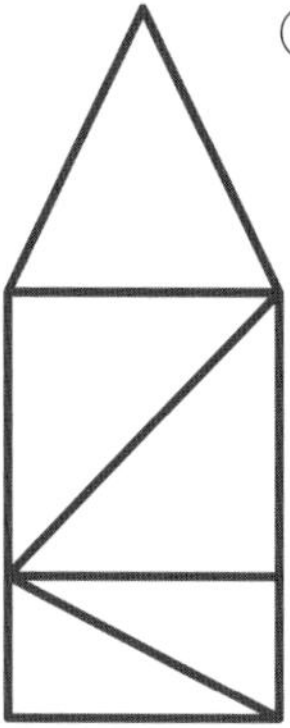

答え➡P.191

問題040 答え ①20 ②36 ③42 ④54

問題043

レベル★★★

次の図形のうち、一筆書きができるものはどちらでしょう。（制限時間1分）

①

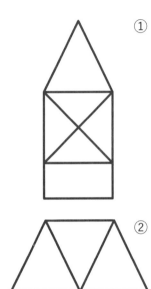

②

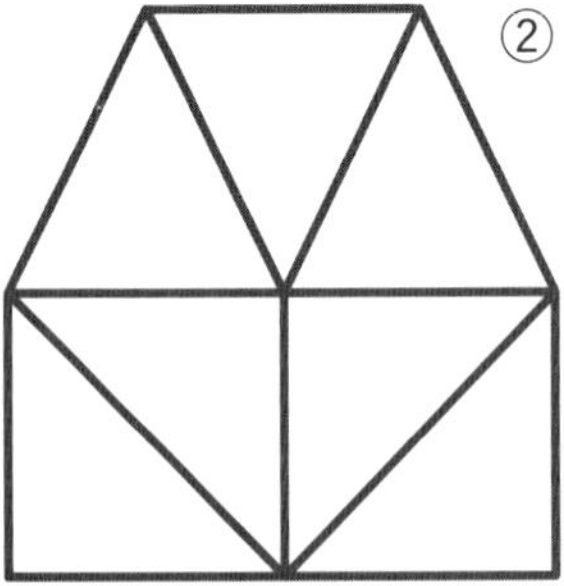

答え➡P.192

問題041 答え ①49　②52　③51　④50

テンマル言葉

問題044
レベル★☆☆

次の3つの言葉を15秒間で覚え、本を伏せてください。この言葉に「゛」や「゜」をつけて正しい言葉にし、声に出して答えてください。

① おりかみ

② ホトフ

③ コルフ

答え➡P.193

問題042 答え

① ［例］●→▲へ

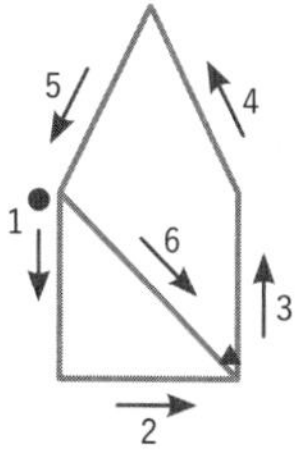

問題045

レベル ★☆☆

次の3つの言葉を15秒間で覚え、本を伏せてください。この言葉に「゛」や「゜」をつけて正しい言葉にし、声に出して答えてください。

① てんししょ

② ホーリンク

③ トランフケーム

答え➡P.194

問題043 答え

① ［例］●→▲へ

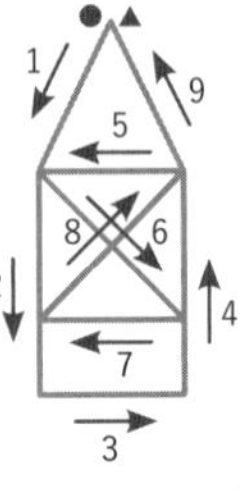

テンマル言葉

問題046

レベル★★☆

次の3つの言葉を20秒間で覚え、本を伏せてください。この言葉に「゛」や「゜」をつけて正しい言葉にし、声に出して答えてください。

①ウエティンクトレス

②キャンヒンカー

③わかはいはねこてある

答え➡P.195

問題044 答え ①おりがみ ②ポトフ ③ゴルフ

問題 047

レベル ★★☆

次の3つの言葉を20秒間で覚え、本を伏せてください。この言葉に「゛」や「゜」をつけて正しい言葉にし、声に出して答えてください。

① あしかかたかうし

② はんりのちょうしょう

③ きゅうにゅうハック

答え➡P.196

問題045 答え ①でんしじしょ　②ボーリング
③トランプゲーム

バラバラ漢字パズル

問題 048

レベル ★★★

バラバラになった漢字の部位を組み合わせて熟語を作ってください。**（制限時間①と②で1分）**

①

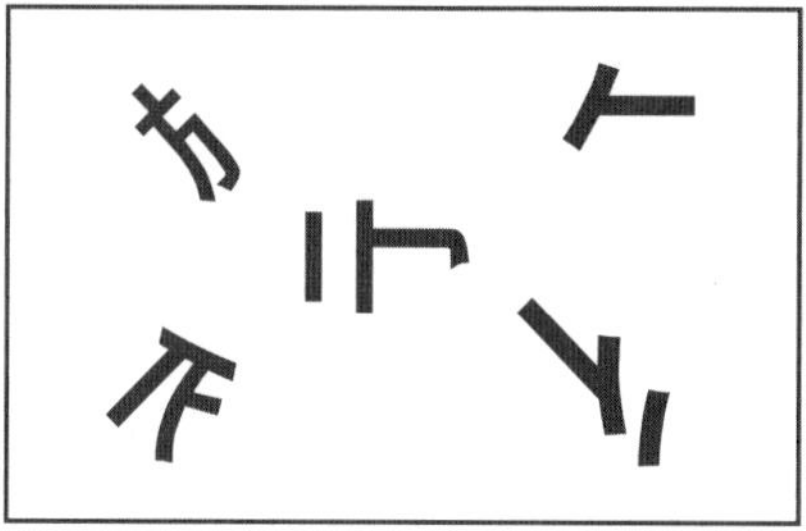

②

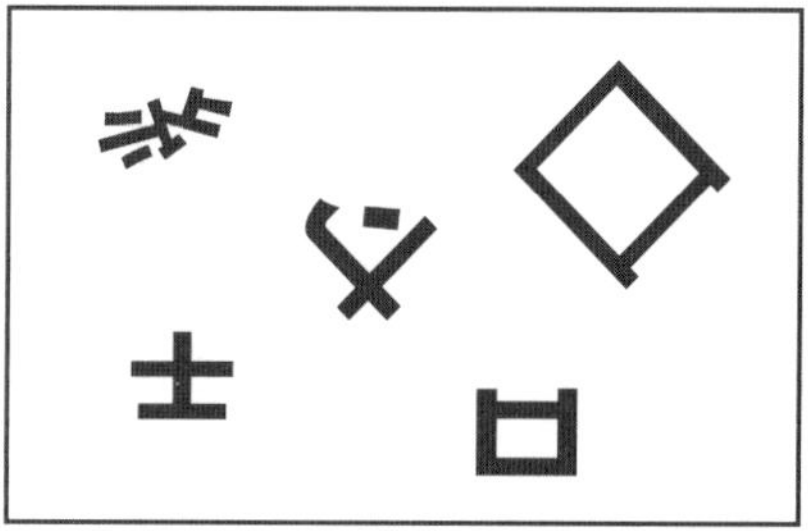

答え➡P.199

問題046 答え ①ウエディングドレス　②キャンピングカー
③わがはいはねこである

ちょっとひと休み

やる気を高めるためには映像イメージを使おう

「最近、何をするにもやる気が起きない……」というような場合、どうしたらいいでしょうか。そんなときは、**やらなければならない行動を具体的にイメージし、それに「オノマトペ（擬音語や擬態語）」をつけると効果的です。**

例えば、買い物に行かなければならないときには、「すくっと立って、ぐいっと踏み出し、さっとバッグを持って、玄関からさっそうと飛び出す」というように、オノマトペをつけた映像的なイメージを思い浮かべましょう。すると、脳の運動野と呼ばれる部分の活動が高まり、行動を起こしやすくなります。

また、**好きな友達や尊敬できる人を思い浮かべ、「あの人ならこうするだろう」という具体的な行動を思い浮かべるのもよい方法です。**すると、自然とそのような行動をとりやすくなります。

そして何よりのやる気アップの方法は、「とにかくはじめてみる」ことです。やる気が出るのを待っていてもなかなか簡単には出てこない、そんなときは、**まず1つ小さな行動を起こしてみる。**すると、やる気にかかわる線条体が発火してやる気がわいてきます。ぜひ、試してみてください。

問題047 答え ①あしかがたかうじ　②ばんりのちょうじょう
③ぎゅうにゅうパック

4章

うっかりミスが多くなった

をなくそう

集中力アップテスト

問題 001

レベル ★☆☆

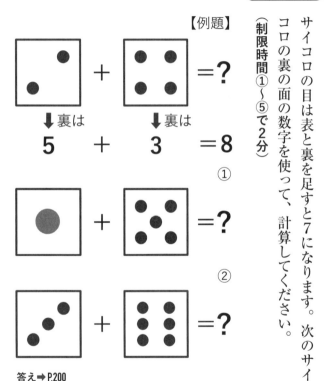

サイコロの目は表と裏を足すと7になります。次のサイコロの裏の面の数字を使って、計算してください。

（制限時間①〜⑤で2分）

【例題】

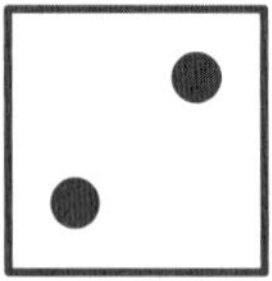 ＋  ＝？

⬇裏は　⬇裏は

5 ＋ 3 ＝8

①

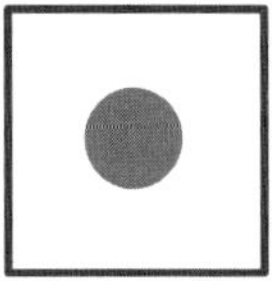 ＋ 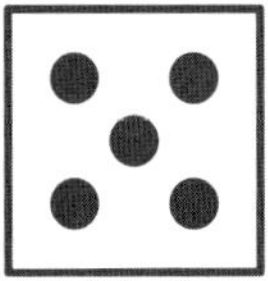 ＝？

②

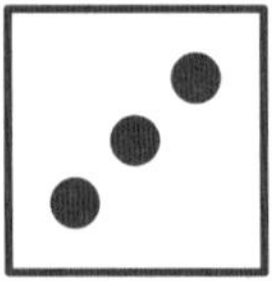 ＋  ＝？

答え➡P.200

③

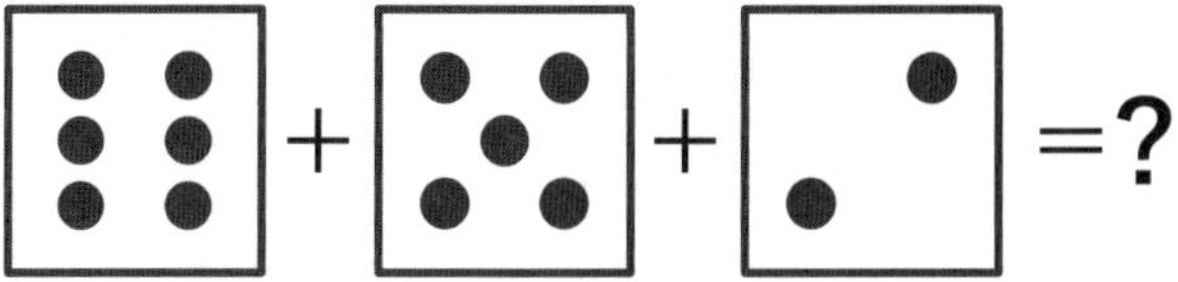

④

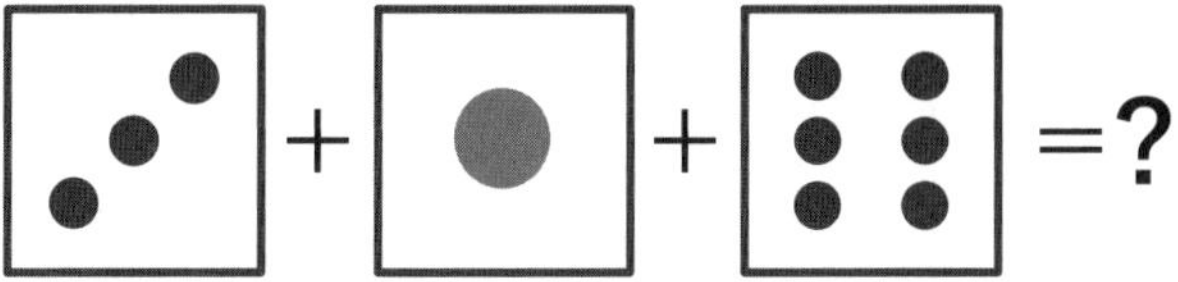

⑤

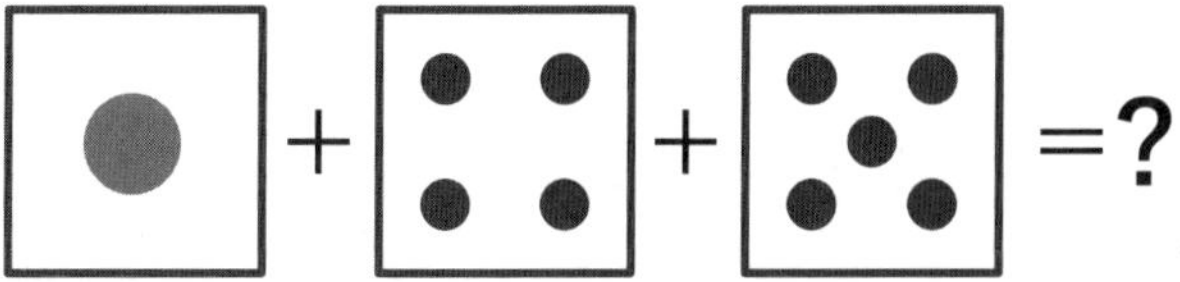

答え➡P.201

問題048 答え ①旅行　②団結

サイコロ足し算

問題002

レベル★☆☆

次のサイコロの見えていない数字を足し合わせるといくつになりますか？　暗算で計算してください。

（制限時間①～⑥で2分）

①

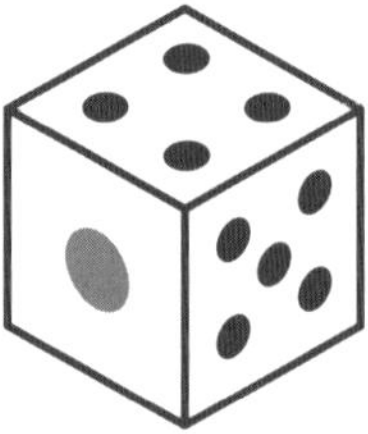

②

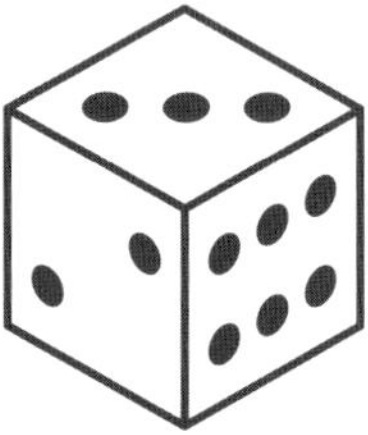

③

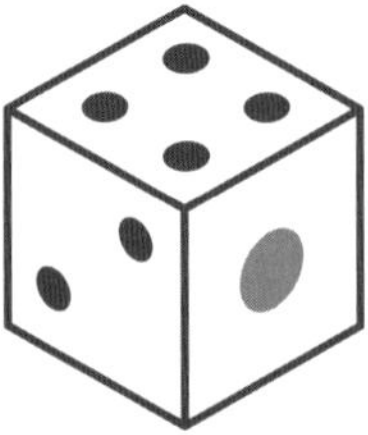

答え➡P.202

問題001 答え ①6＋2＝8　②4＋1＝5

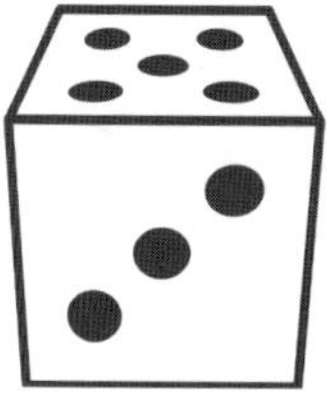

④

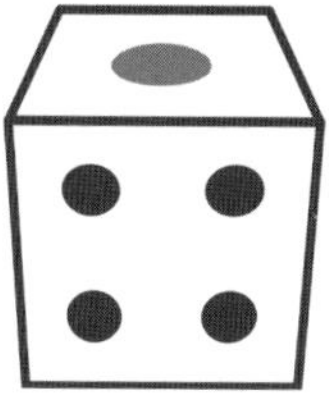

⑤

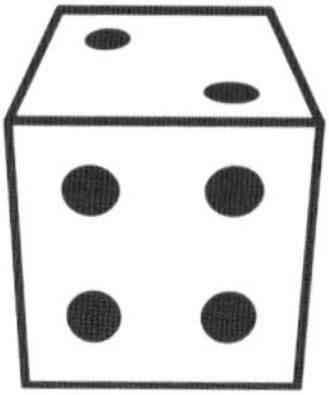

⑥

答え➡P.203

問題001 答え ③1＋2＋5＝ 8　④4＋6＋1＝11
⑤6＋3＋2＝11

問題 003

レベル ★★☆

次のサイコロの見えていない数字を足し合わせてから、計算式にしたがって計算するといくつになりますか？暗算で計算してください。（制限時間①～⑥で2分）

①

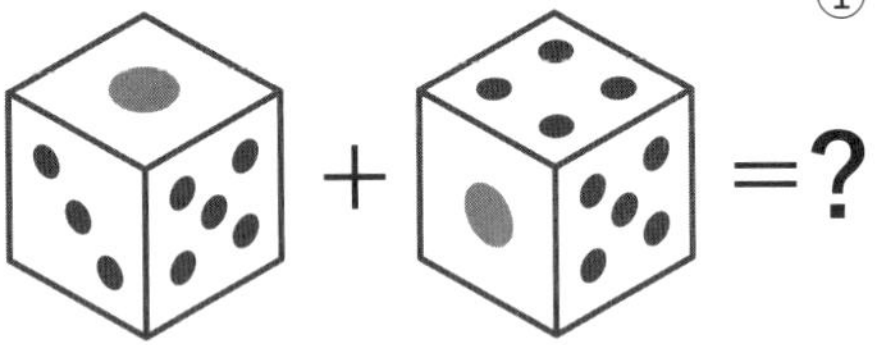

②

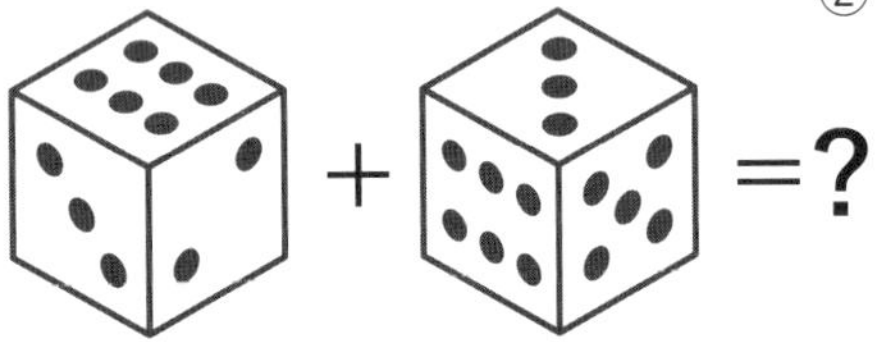

③

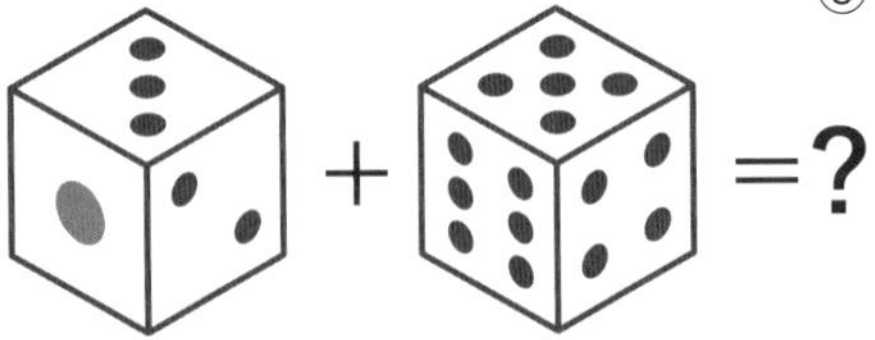

答え➡P.204

問題002 答え ①2＋3＋6＝11　②1＋4＋5＝10　③3＋5＋6＝14

④

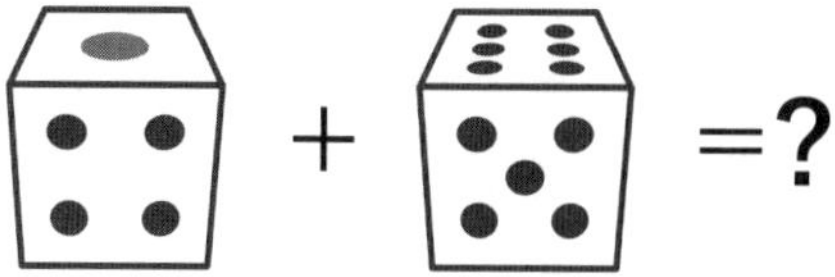

⑤

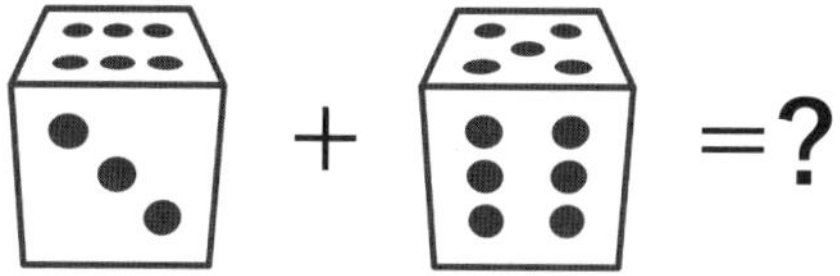

⑥

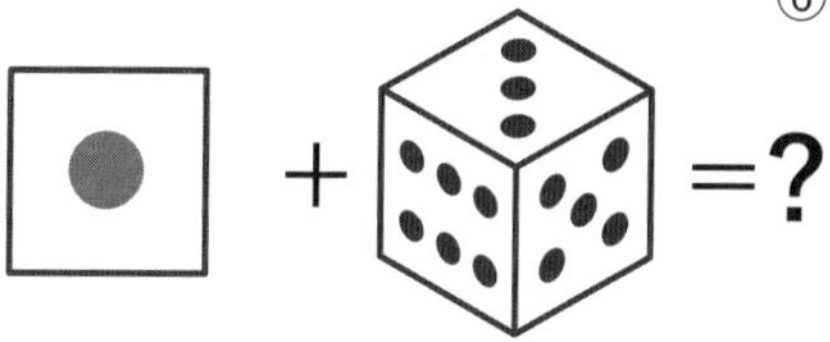

答え➡P.205

問題002 答え ④1＋2＋4＋6＝13　⑤2＋3＋5＋6＝16
⑥1＋3＋5＋6＝15

ちょっとひと休み

「目を閉じて深呼吸」「鏡に向かってにっこり」簡単ストレス発散法で脳を元気に！

日常生活において、さまざまなストレスを感じている人が多いと思います。実は、ストレスは脳にも悪い影響を与えます。脳がストレスを感じると、腎臓の少し上にある副腎《ふくじん》に伝達され、この表面からコルチゾールという物質が出ます。この物質は脳細胞を殺してしまいます。ですから、脳のためにもストレスのない生活を目指す必要があります。

ここでは、どなたでもできる簡単なストレスの発散法をご紹介します。

●目を閉じて深呼吸する

目を閉じると視覚刺激がなくなり、脳の大半が休めます。また、ゆっくり呼吸することは交感神経の活動を抑え、視床下部《ししょうかぶ》を休めます。その結果、脳に酸素が行きわたり、イライラが収まります。

●鏡に向かってにっこりする

笑顔を作る神経は、扁桃体《へんとうたい》から視床下部のストレス反応を鎮めます。

●しっかり怒る

腹が立ったときは、しっかりと言葉に出して怒りましょう。大声で雄叫びをあげるとか、身体全体で怒りを表現したりすると、さらによいでしょう(ただし、周囲に当たり散らさないように)。

問題003 答え ①12＋11=23　②10＋7＝17　③15＋6＝21

記号暗記テスト

問題004

レベル ★★★

次の記号を順番通りに覚えたら、次のページへ進んでください。

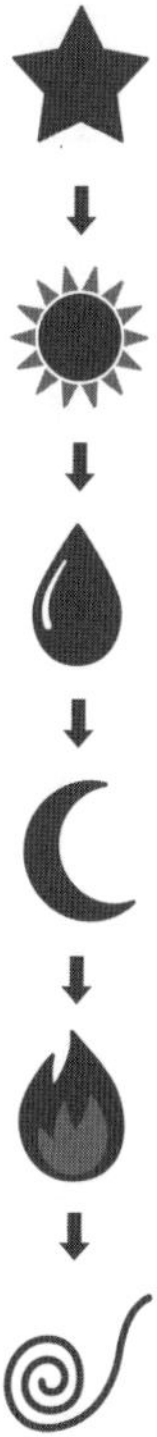

問題003 答え ④16 + 10=26　⑤12 + 10=22　⑥20 + 7 =27

前のページで覚えた順番を繰り返しながら進んでください。正しいゴールはどれですか。**（制限時間1分）**

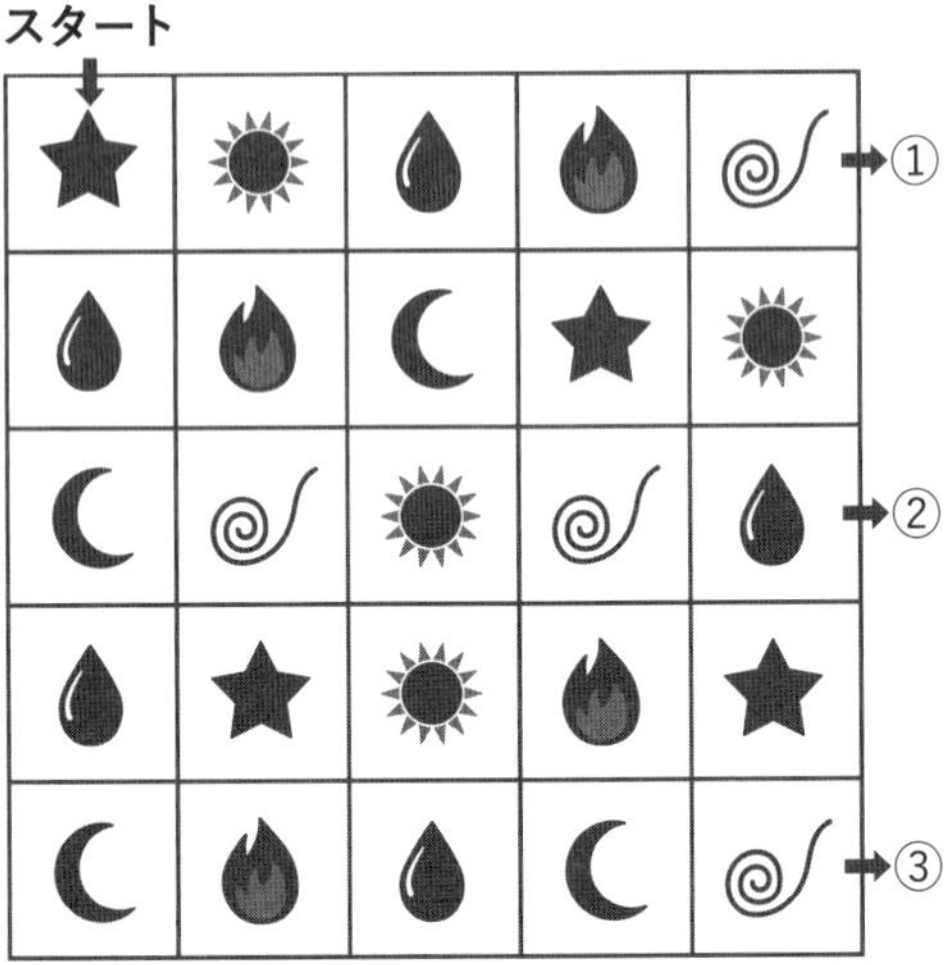

答え➡P.208

ルールにならって言葉を変えよ

問題 005

レベル★★☆

それぞれの例からルールを見つけ、そのルールにならって言葉を変化させてください。

（制限時間Q1とQ2で2分）

Q1【ルール1】　キシ➡カサ
サエズク➡ソウジキ

①キモリ➡（　　）

②ヒシム➡（　　）

③アフシミ➡（　　）

④ロウザエカ➡（　　）

⑤キベスクタエス➡（　　）

答え➡P.209

Q2【ルール2】

エソ ⬇ イス

ツイロ ⬇ タオル

① ヌエホ ⬇（　　　）

② コゼル ⬇（　　　）

③ アヅムマ ⬇（　　　）

④ イレゼヌロ ⬇（　　　）

⑤ クメセブエ ⬇（　　　）

答え➡P.210

問題004 答え ②

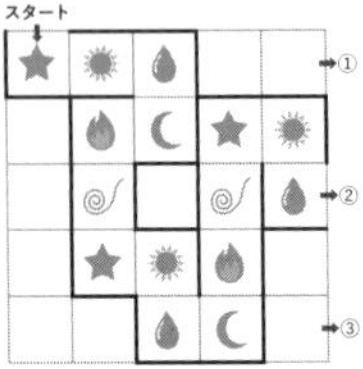

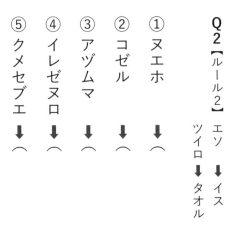

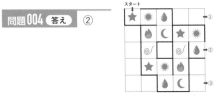

文字を探し出せ

問題006

レベル ★★☆

お題にまつわる言葉がバラバラに配置されています。余分な漢字を3文字見つけ出し、お題とは関係のない三字熟語を作ってください。**（制限時間1分）**

【お題】重要文化財（建造物）

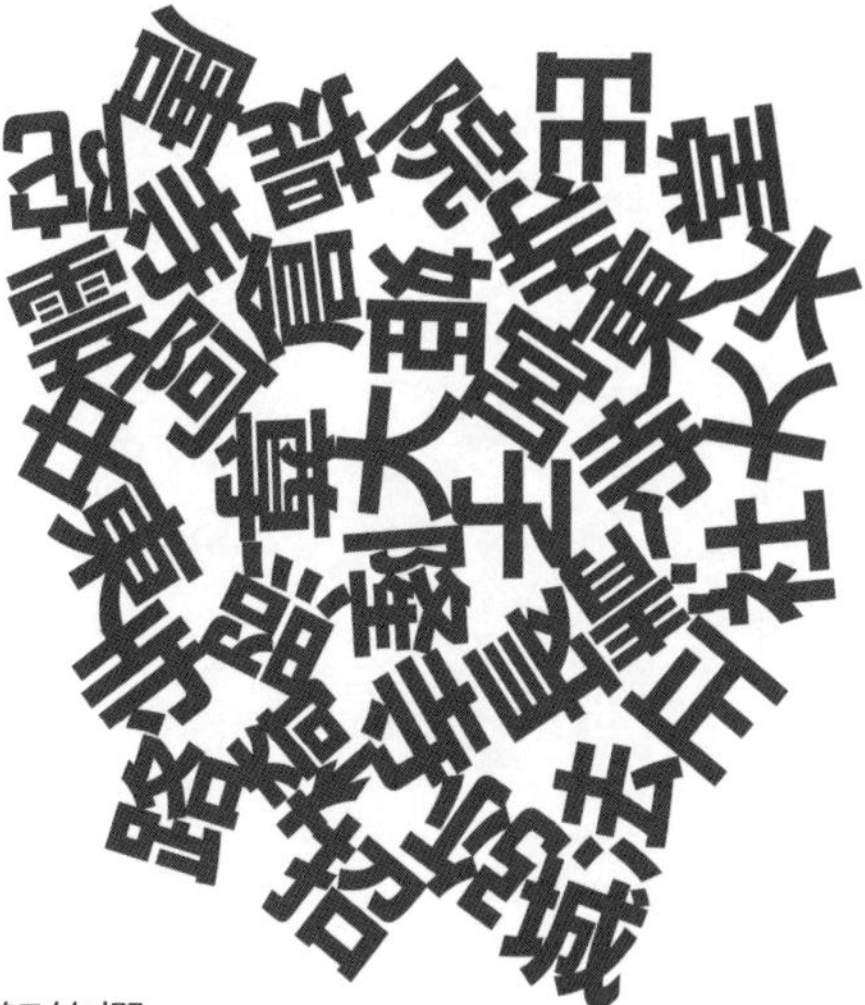

解答欄

答え➡P.211

問題005 答え

Q1【ルール1】同じ行内で、1つずつ前の文字に戻す。
①カメラ　②ハサミ　③オヒサマ　④レイゾウコ（冷蔵庫）　⑤カブシキトウシ（株式投資）

問題007

レベル★★☆

お題にまつわる言葉がバラバラに配置されています。余分な漢字を3文字見つけ出し、お題とは関係のない三字熟語を作ってください。（制限時間1分）

【お題】七福神

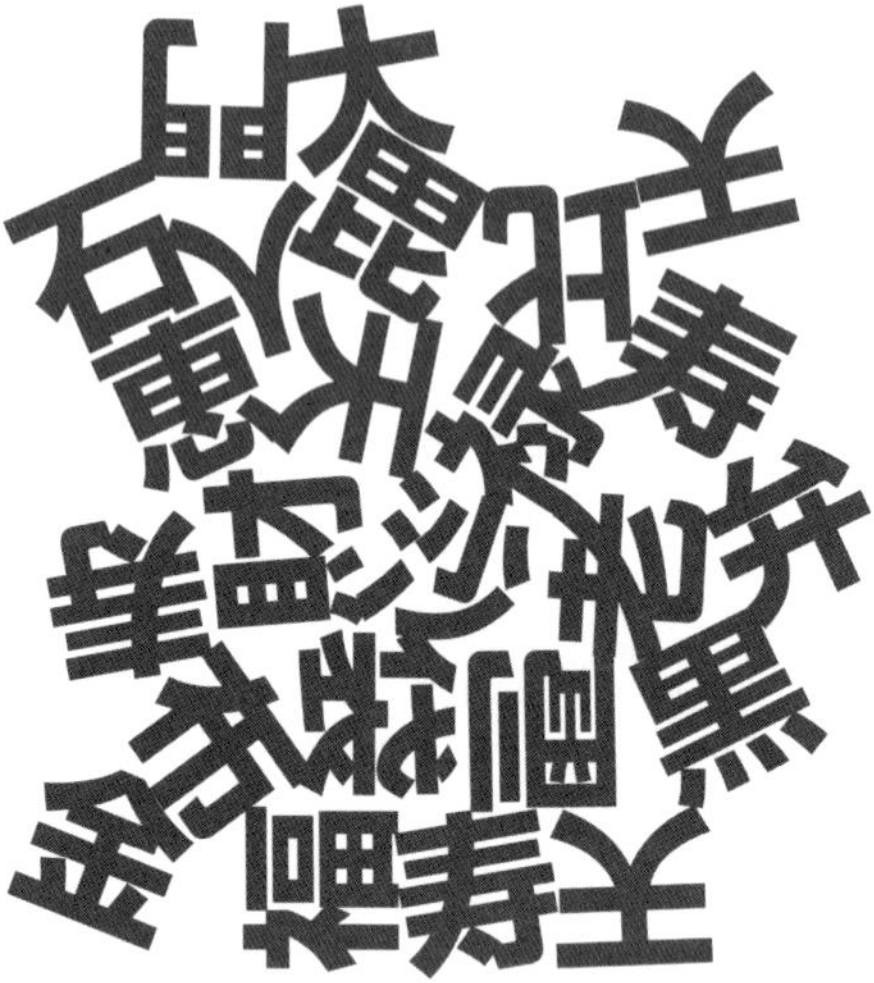

解答欄

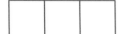

答え➡P.212

問題005 答え

Q2【ルール2】同じ行内で、2つずつ前の文字に戻す。
①ナイフ　②クジラ　③エダマメ（枝豆）
④オリジナル　⑤カミシバイ（紙芝居）

スケジュール記憶テスト

問題008

レベル★★★

次の1カ月のスケジュールを1分間よく見て覚えたら、次のページへ進んでください。

Mon	Tue	Wed	Thu	Fri	Sat	Sun
		1	2	3	4	5 ゴルフ
6 会議	7	8	9 英会話	10	11 映画	12
13	14 出張 ➡	15	16 英会話	17	18	19
20 出張	21	22	23 英会話	24 飲み会	25	26 結婚式
27	28	29	30	31		

問題006 答え 長椅子（重要文化財は、出雲大社、清水寺、法隆寺、唐招提寺、東照宮、姫路城、阿弥陀堂、正倉院、東大寺、中尊寺）

前のページで覚えたスケジュールについて、次の質問に答えてください。**（制限時間Q1〜Q5で3分）**

Q1 英会話がある日は何曜日でしたか？

Q2 1日は何曜日でしたか？

Q3 日曜日に入っていた予定をすべて答えてください。

Q4 24日（金）の予定は何でしたか？

Q5 出張の予定はいつでしたか？

答え➡P.213

問題007 **答え** 金剛石（七福神は、恵比寿、大黒天、寿老人、弁財天、毘沙門天、布袋、福禄寿）

シークワーズ

問題009

レベル★☆☆

次の枠の中には、下に指定された言葉が入っています。その言葉を○で囲んでみましょう（縦、横、ななめに入っています）。すべての言葉を探した後に残った文字を並べ替えて、言葉を作ってみましょう。**（制限時間30秒）**

さ	ふ	ろ	か
ん	ぐ	し	さ
ま	わ	あ	ゆ
い	こ	な	じ

あゆ　さんま　まぐろ　あじ
こい　ふぐ　いわし

答え➡P.214

問題008 答え Q1 木曜日　Q2 水曜日　Q3 ゴルフ、結婚式
Q4 飲み会　Q5 14日（火）～15日（水）、20日（月）

問題009 答え さかな

さ	ふ	ろ	か
ん	ぐ	し	さ
ま	わ	あ	ゆ
い	こ	な	じ

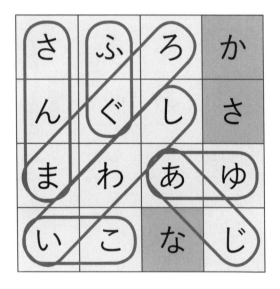

シークワーズ

問題010

レベル★★☆

次の枠の中には、下に指定された言葉が入っています。その言葉を○で囲んでみましょう（縦、横、ななめに入っています。「ゃ」「ゅ」「ょ」「っ」などはすべて大きな文字です）。すべての言葉を探した後に残った文字を並べ替えて、言葉を作ってみましょう。

（制限時間40秒）

く	ひ	こ	う	せ	ん
い	ば	す	の	せ	と
ば	し	ひ	ん	り	ら
の	や	か	こ	も	つ
で	ん	し	や	う	く
し	ー	し	く	た	き

しんかんせん	たくしー	ひこうき
でんしゃ	ひこうせん	ばいく
とらっく	ばしゃ	ばす

答え➡P.216

問題010 答え のりもの

く	ひ	こ	う	せ	ん
い	ば	す	の	せ	と
ば	し	ひ	ん	り	ら
の	や	か	こ	も	つ
で	ん	し	や	う	く
し	ー	し	く	た	き

シークワーズ

問題011

レベル★★★

次の枠の中には、下に指定された言葉が入っています。その言葉を○で囲んでみましょう（縦、横、ななめに入っています。「ャ」「ュ」「ョ」「ッ」などはすべて大きな文字です）。すべての言葉を探した後に残った文字を並べ替えて、言葉を作ってみましょう。**（制限時間1分）**

ゼ	ン	カ	ウ	ヨ	ア	ー	カ
チ	リ	ザ	メ	ロ	ン	ム	ス
キ	ヨ	ー	モ	ゴ	ミ	ー	テ
ウ	デ	コ	マ	モ	ツ	リ	ラ
イ	バ	ダ	レ	ケ	ド	ク	ー
チ	ン	ナ	ン	ー	ト	ス	キ
ゴ	ン	リ	ナ	キ	ト	イ	ツ
ル	プ	ツ	ナ	イ	パ	ア	ク

アンミツ　メロン　アイスクリーム
パイナップル　プリン　リンゴ
ドーナツ　イチゴ　ゴマダンゴ
チョコレート　カステラ　ケーキ
バナナ　クッキー　ゼリー　モモ
ヨウカン　キウイ

答え➡P.218

問題011 答え デザート

ゼ	ン	カ	ウ	ヨ	ア	ー	カ
チ	リ	ザ	メ	ロ	ン	ム	ス
キ	ヨ	ー	モ	ゴ	ミ	ー	テ
ウ	デ	コ	マ	モ	ツ	リ	ラ
イ	バ	ダ	レ	ケ	ド	ク	ー
チ	ン	ナ	ン	ー	ト	ス	キ
ゴ	ン	リ	ナ	キ	ト	イ	ツ
ル	プ	ツ	ナ	イ	パ	ア	ク

画像記憶テスト

問題012

レベル ★★☆

次の写真を1分間見て覚えてください。

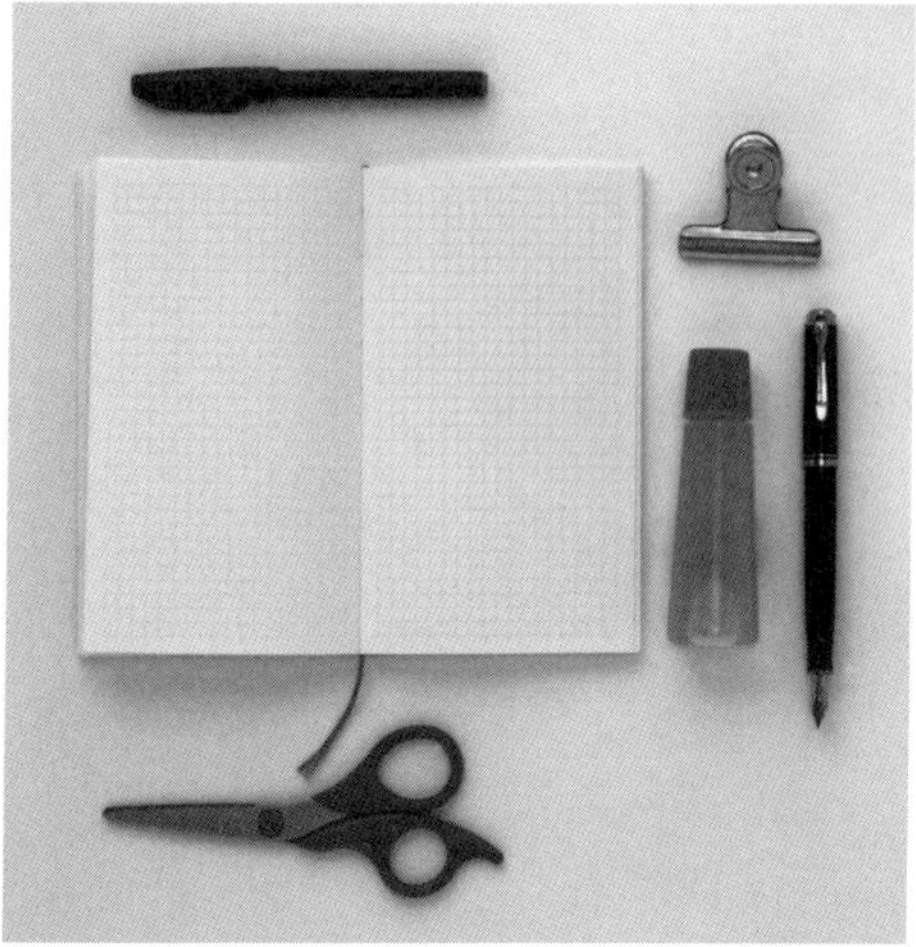

前のページの写真にはないものが4つあります。その番号を答えてください。**（制限時間1分）**

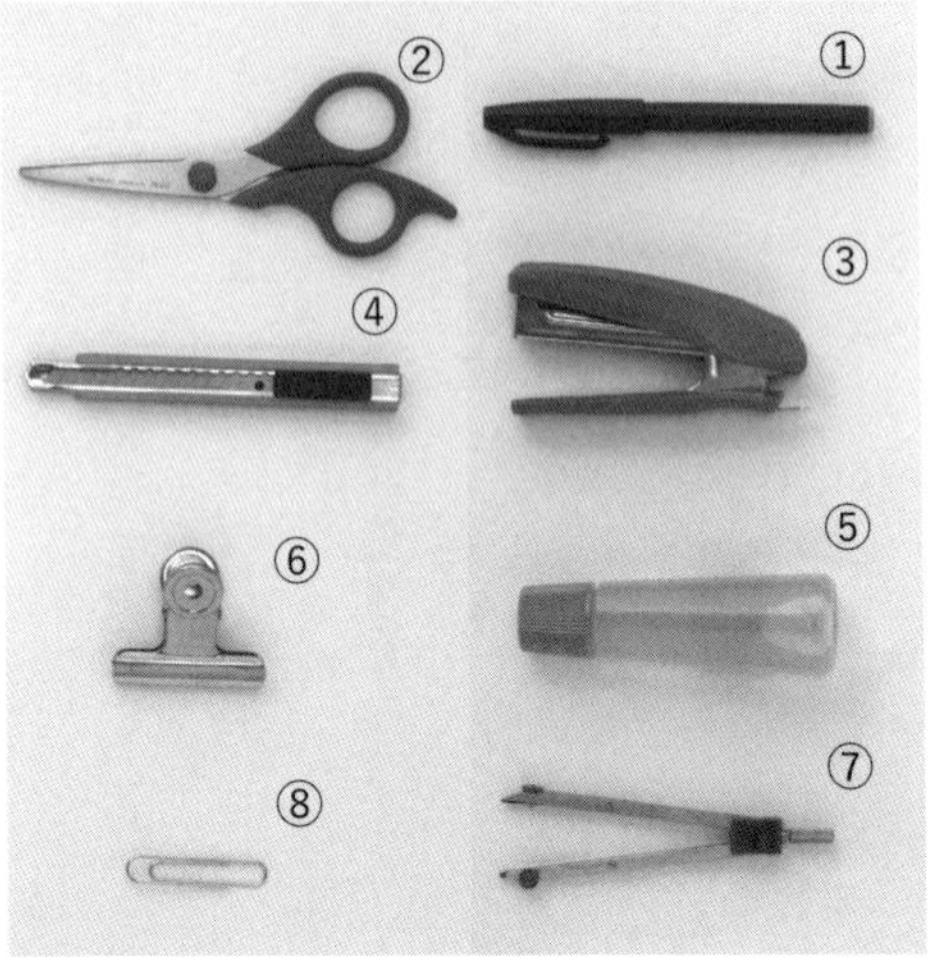

答え➡P.222

画像
記憶テスト

問題 013

レベル ★★☆

次の写真を1分間見て覚えてください。

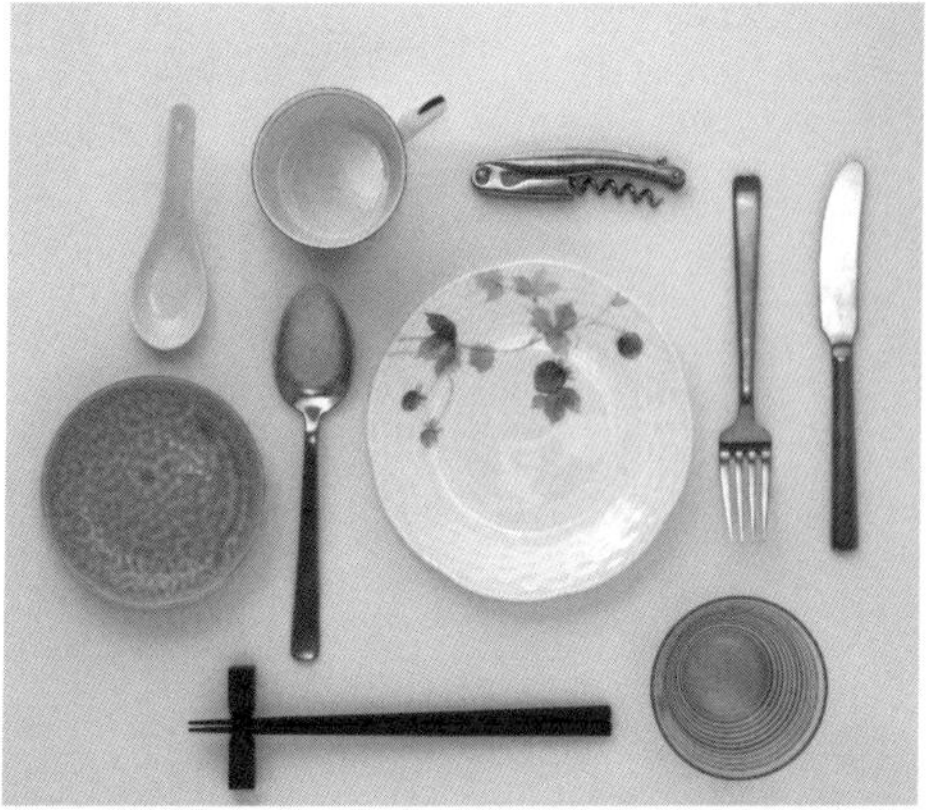

前のページの写真からなくなったものが3つあります。
それは何でしょうか。**(制限時間1分)**

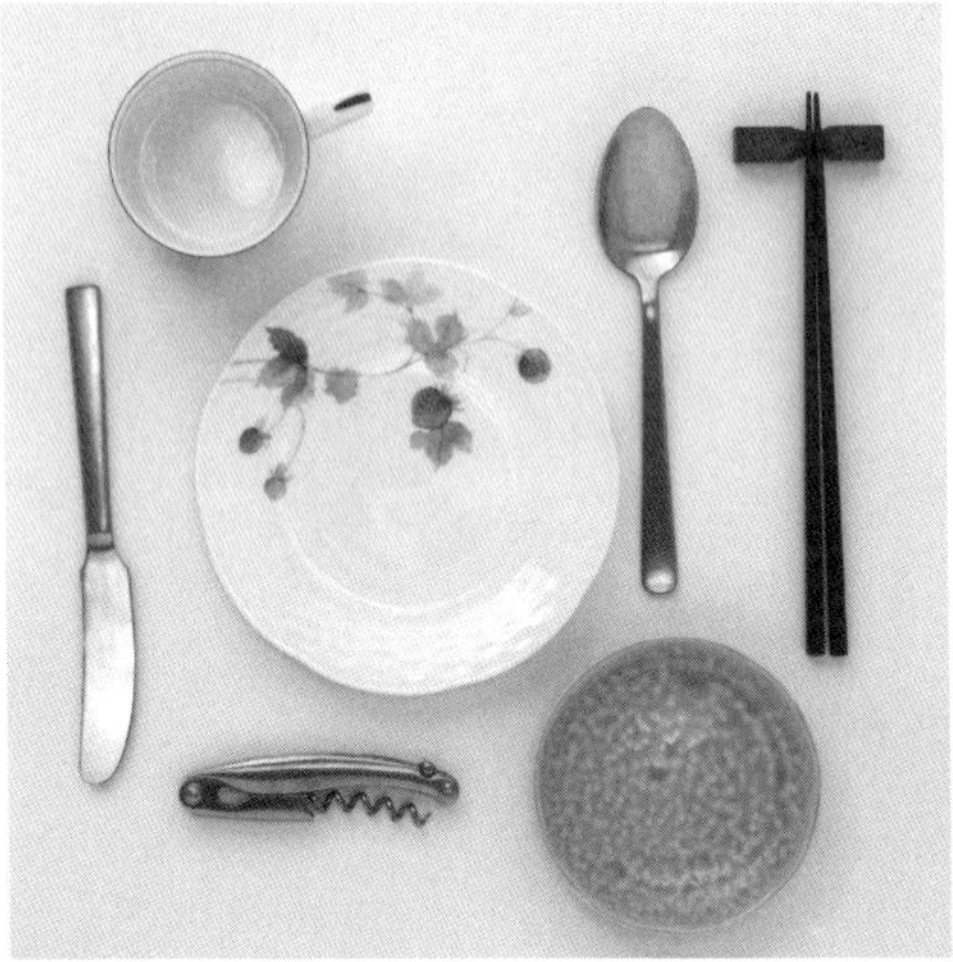

答え➡P.224

問題012 **答え** ③・④・⑦・⑧

画像
記憶テスト

問題 014

レベル ★★☆

次の写真を1分間見て覚えてください。

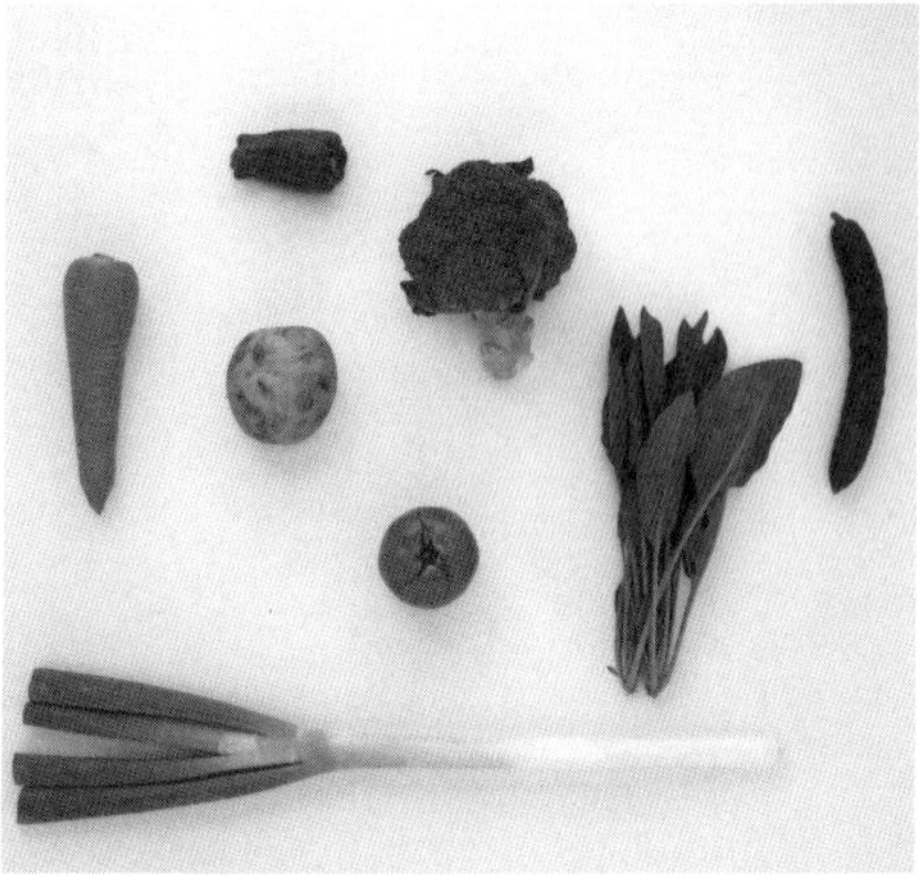

前のページの写真にはなかったものが3つあります。
その番号を答えてください。**（制限時間1分）**

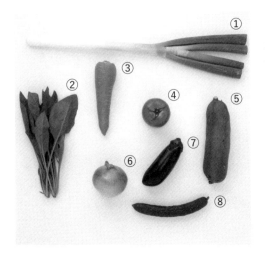

答え➡P.226

問題013 答え れんげ・グラス（コップ）・フォーク

図形記憶テスト

問題015

レベル★★★

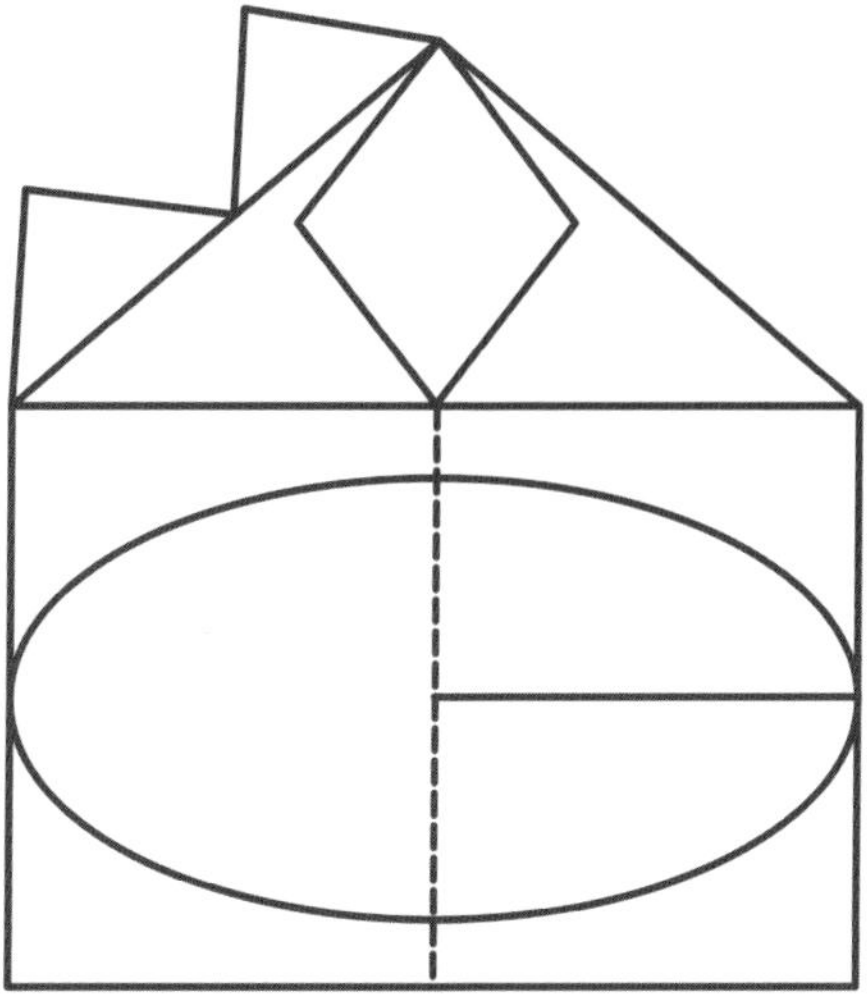

次の図形を覚えたら、次のページへ進んでください。

前のページで覚えた図形をできるだけ正確に描いてください。**（制限時間1分）**

問題014 答え ⑤・⑥・⑦

角度を変えるとどう見える？

問題 016

レベル ★★☆

次の写真を15秒間見てください。次のページには、違う角度から撮った写真があります。正しいものを選びましょう。

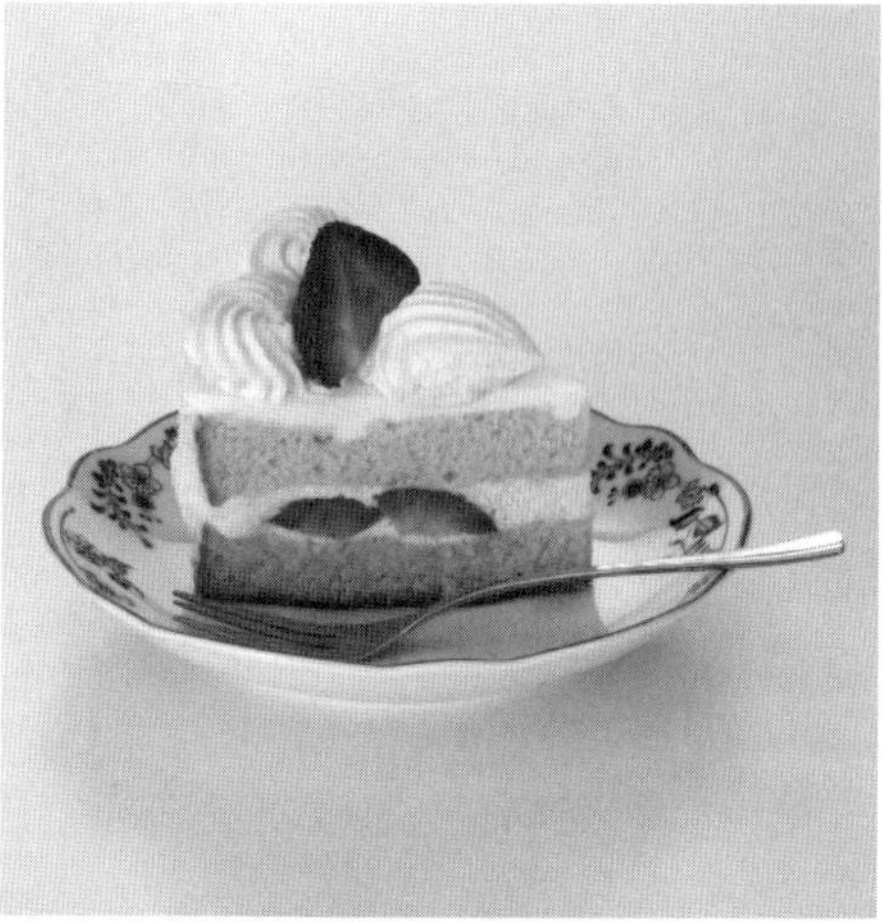

次の①〜③のうち1つは前のページの被写体を真上から撮ったものです。正しいものを選んでください。

（制限時間30秒）

①

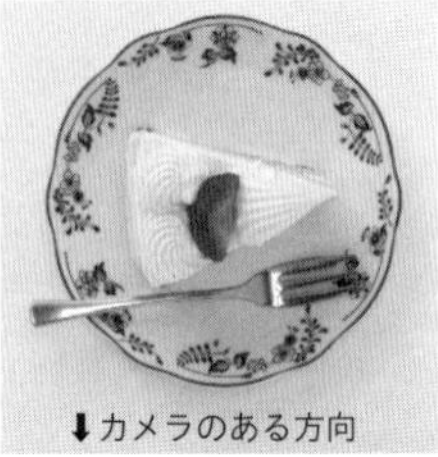

③

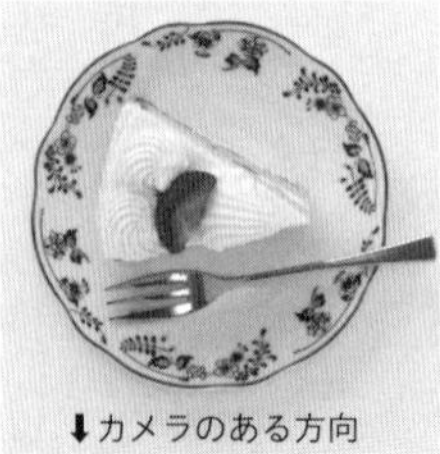

②

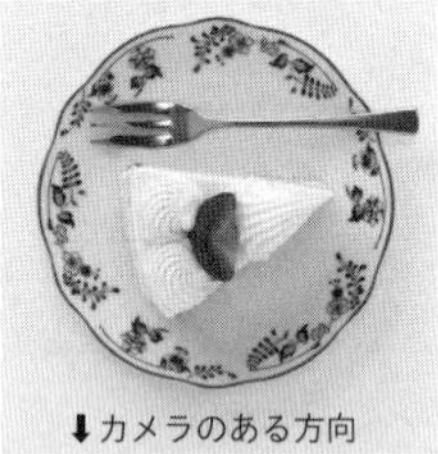

答え➡P.230

角度を変えるとどう見える？

問題 017

レベル ★★☆

次の写真を15秒間見てください。次のページには、違う角度から撮った写真があります。正しいものを選びましょう。

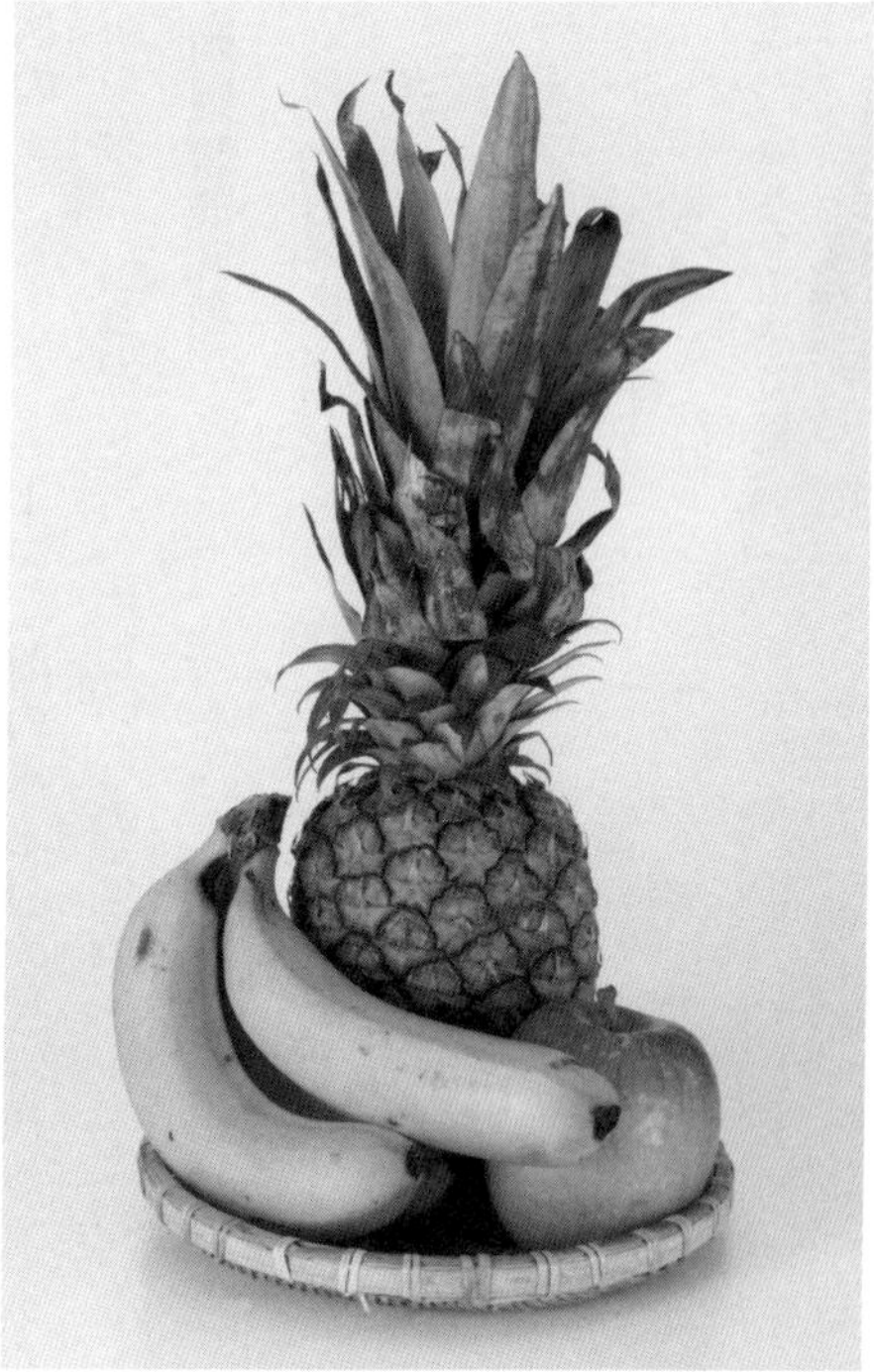

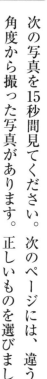

次の①〜③のうち1つは前のページの被写体を違う角度から撮ったものです。正しいものを選んでください。

（制限時間30秒）

①

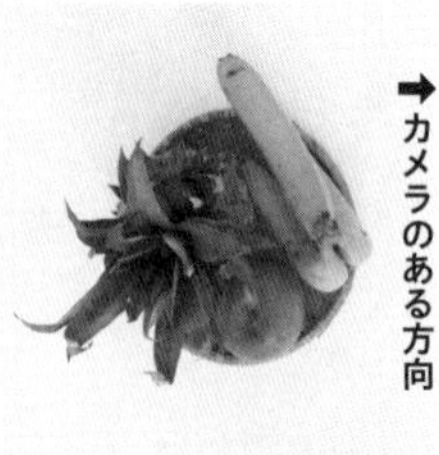

②

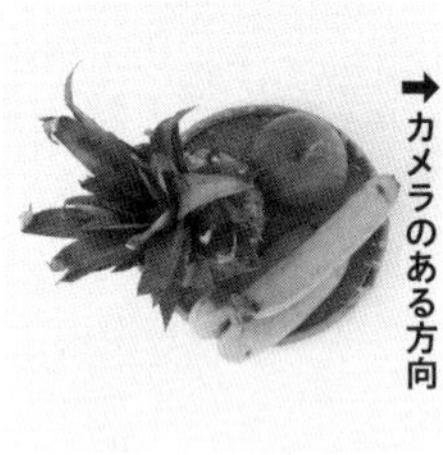

③

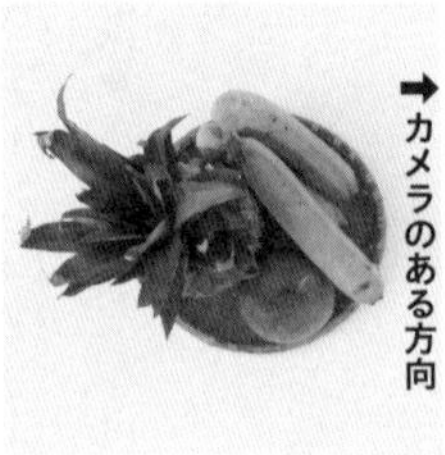

答え➡P.232

問題016 答え ③

角度を変えるとどう見える？

問題018

レベル★★☆

次の写真を15秒間見てください。次のページには、違う角度から撮った写真があります。正しいものを選びましょう。

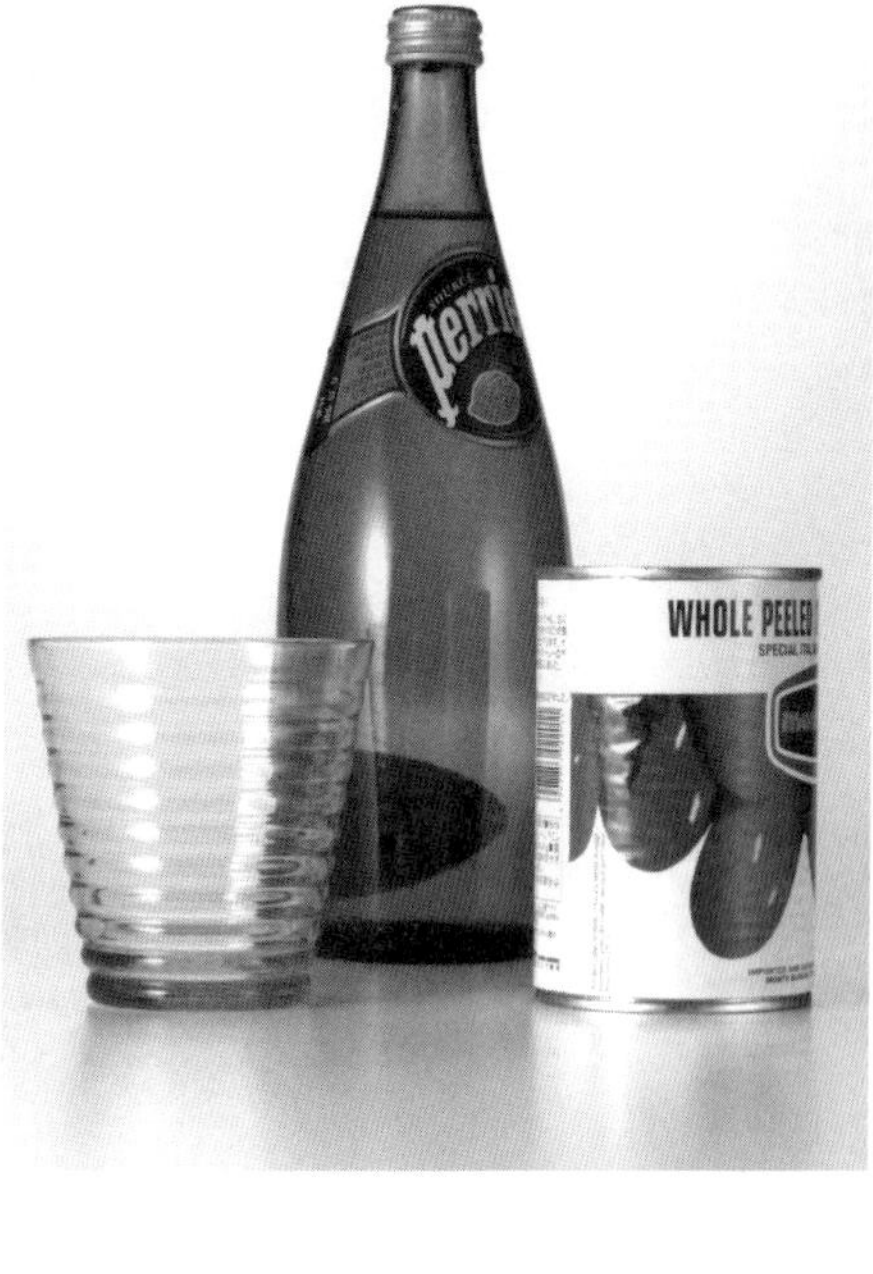

次の①〜③のうち1つは前のページの被写体を違う角度から撮ったものです。正しいものを選んでください。

(制限時間30秒)

①

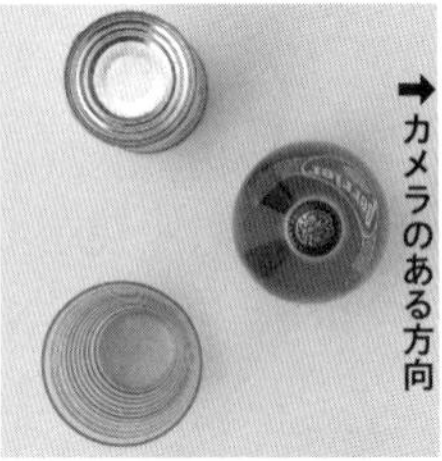

②

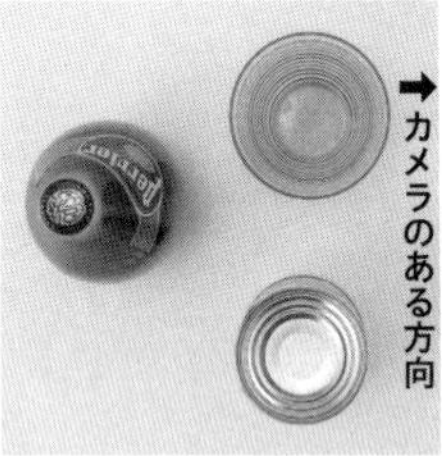

③

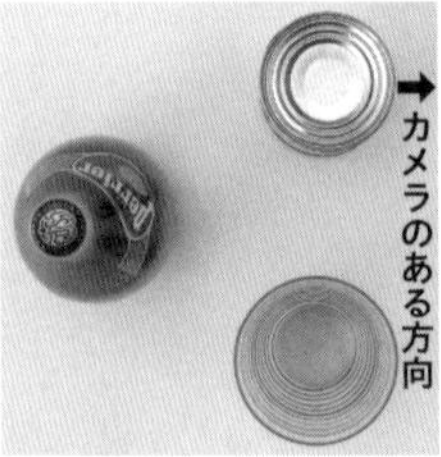

答え➡P.234

問題017 答え ②

特殊な電卓計算テスト

問題 019

レベル★☆☆

次のような特殊な電卓を使用して計算をします。下の図にあるように①から⑥まで順番通りに押したとき、答えはいくつになりますか。（制限時間10秒）

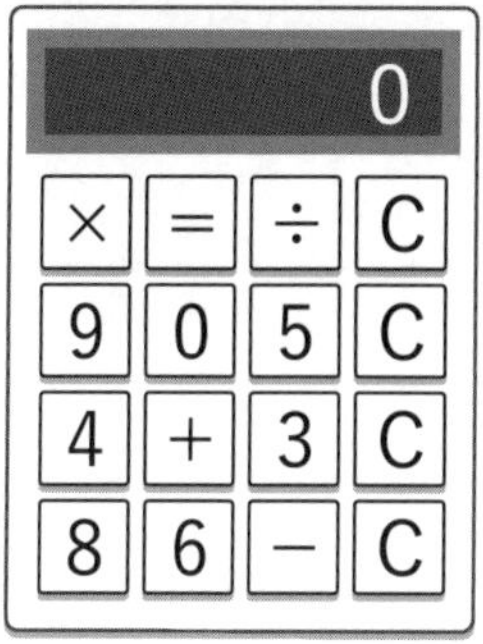

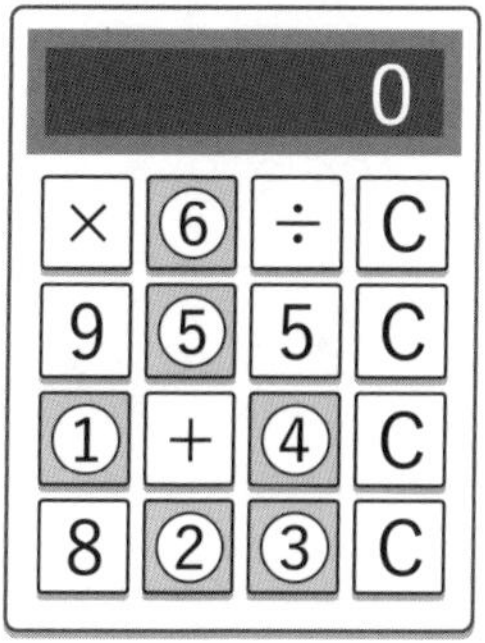

答え➡P.235

ちょっとひと休み

1日40分の速歩で海馬が増大 「ウォーキング」で身体とともに脳も鍛えよう

記憶力に深くかかわる脳の海馬は、65歳くらいになると、年に1%程度萎縮していきます。しかし、**週3回、1日40分の速歩を1年間行うことで、逆に1～2%程度、海馬が大きくなることが報告されています。**

海馬は扁桃体や視床下部などストレス反応にかかわる部位の活動を抑制するので、運動による海馬増強はストレス対策にもなります。

実際、運動すると海馬の腹側部で心の安定にかかわるGABA神経系の活動が高まり、落ち着いた気分になりやすくなります。

また、年を取ると免疫力が低下しやすいのですが、**15分程度の自転車こぎで免疫力が向上することも示されています。**

「ゆっくり歩く」と「さっさと歩く」を交互に繰り返しながらのウォーキングは筋肉に負荷がかかるので、筋肉トレーニングとしても有効ですからおすすめです。

最近の研究では、ウォーキングをしながらしりとりをするなど、頭と体を同時に鍛える方法の効果も示されていますから、エアロバイクをこぎながら本書にチャレンジするのもいいでしょう。

問題018 答え ③

例題

まず、次の例を見てください。折り紙を4つに折り畳んで、一部を切り取り、それを広げます。広げたときにどのような図になるかを答える問題です。

4つに折った時点（左図の③）で折り紙の中央は右上にきていることに注意してください。

【例】

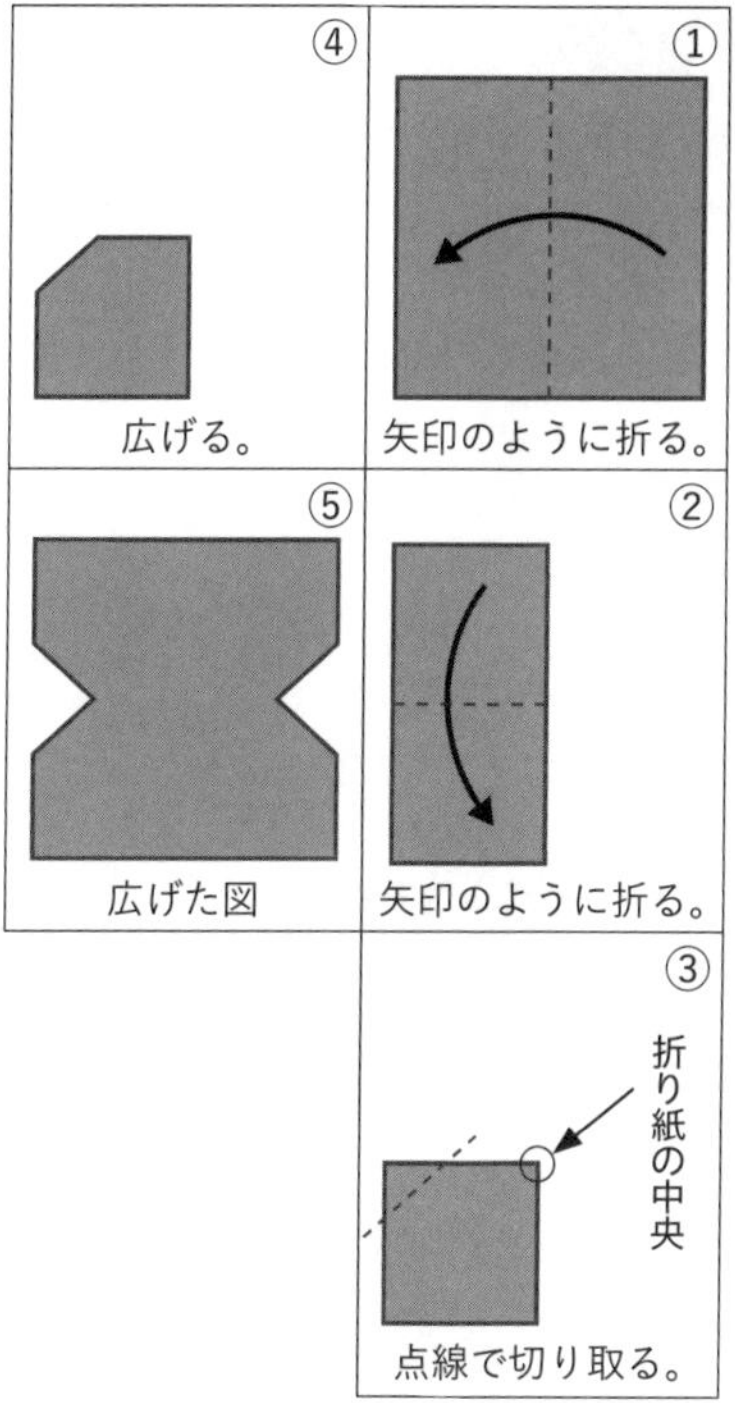
①
矢印のように折る。
②
矢印のように折る。
③
折り紙の中央
点線で切り取る。
④
広げる。
⑤
広げた図

問題 020

レベル ★☆☆

次は、4つに畳まれた折り紙の一部を切り取った図です。広げた図は①〜③のどれになるでしょうか。

（制限時間1分）

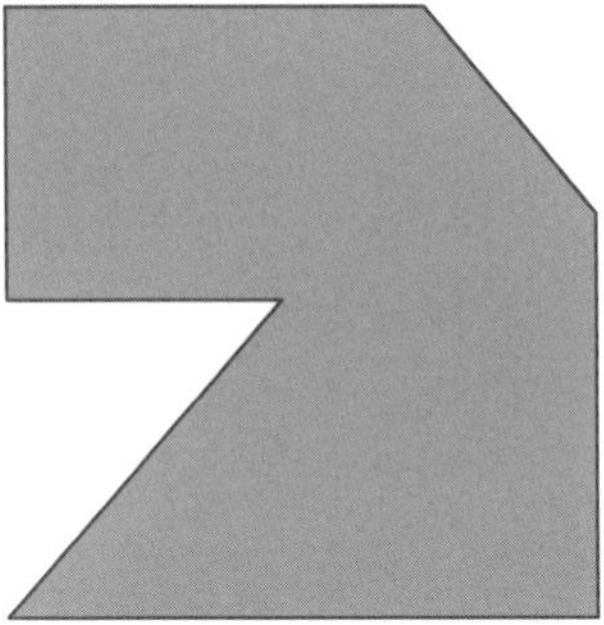

①　②　③

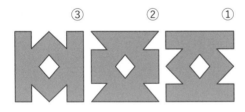

答え➡P.238

折り紙展開

問題 021

レベル ★★☆

次は、4つに畳まれた折り紙の一部を切り取った図です。
広げた図は①〜③のどれになるでしょうか。
（制限時間1分）

①

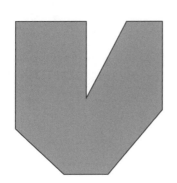

②

③

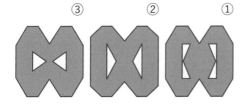

答え➡P.239

問題 022

レベル ★★☆

次は、４つに畳まれた折り紙の一部を切り取った図です。広げた図は①～③のどれになるでしょうか。

（制限時間１分）

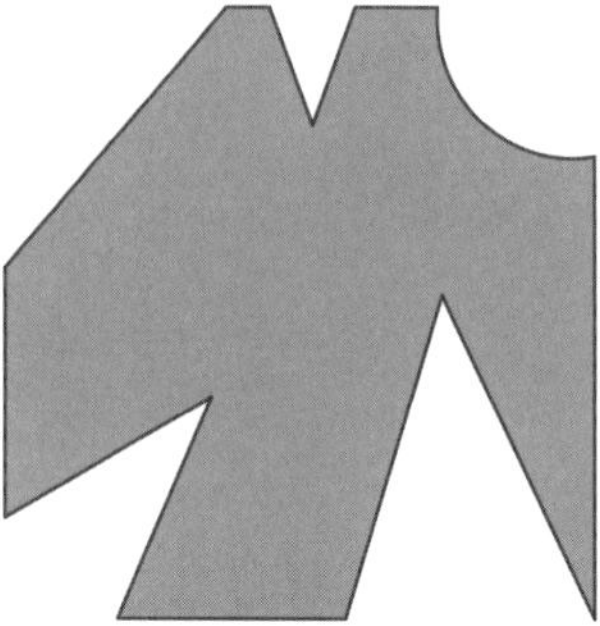

①

②

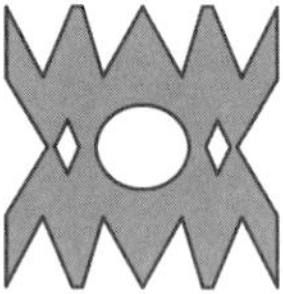

③

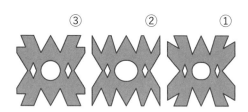

答え➡P.240

問題020 答え ②

折り紙展開

問題 023

レベル ★★☆

次は、４つに畳まれた折り紙の一部を切り取った図です。広げて時計回りに90度回転させた図は①～③のどれになるでしょうか。**（制限時間１分）**

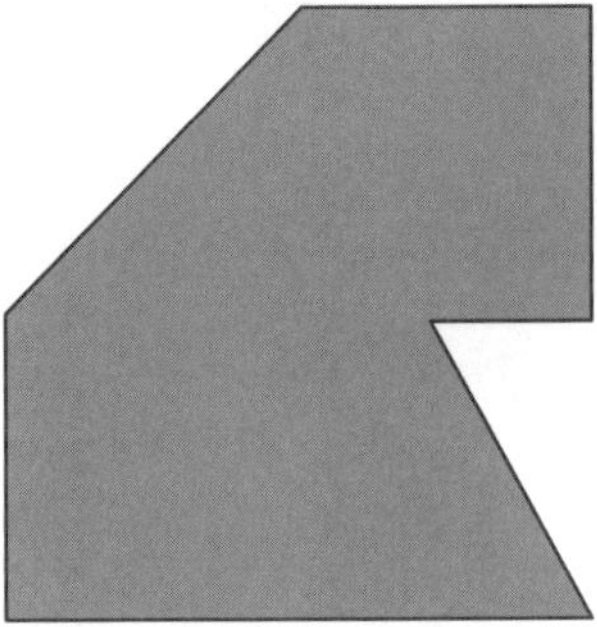

③ ② ①

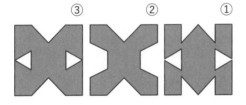

答え➡P.241

問題021 答え ②

問題024

レベル★★★

次は、4つに畳まれた折り紙の一部を切り取った図です。広げて時計回りに90度回転させた図は①〜③のどれになるでしょうか。**（制限時間1分）**

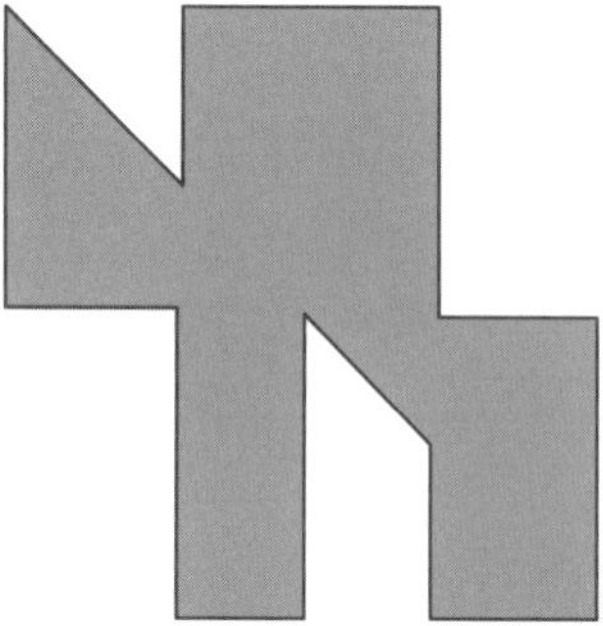

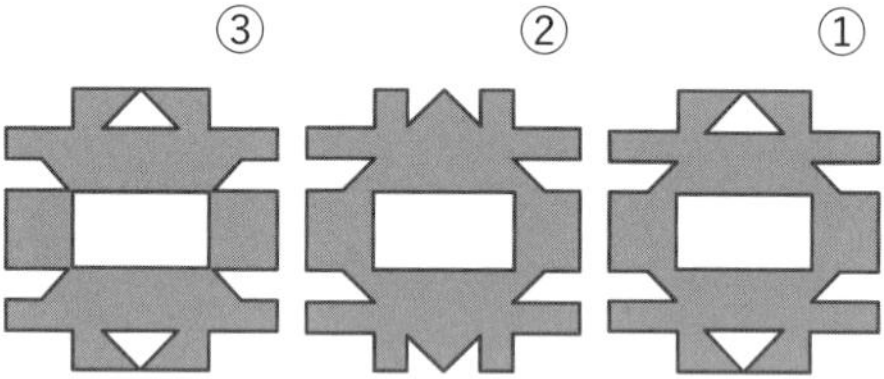

答え➡P.242

問題022 答え ①

同じ文字を探し出せ

問題025

レベル★☆☆

それぞれの文字群の中から同じ文字を見つけて○をつけてください。**（制限時間①と②で15秒）**

①

う	か	こ
ろ	め	さ
い	う	ぬ

②

キ	メ	マ
ハ	ヌ	ス
ス	ク	ナ

答え➡P.243

問題023 答え ③

問題026

レベル★☆☆

次の早口言葉の中に、指示されたひらがなはいくつ入っているでしょうか。声に出しながら数えてください（指を折って数えてもかまいませんが、印をつけてはいけません）。**（制限時間①～⑥で2分）**

①（「に」はいくつ？）

にわには　にわ　にわとりがいます

②（「き」はいくつ？）

あかまきがみ　あおまきがみ　きまきがみ

③（「や」はいくつ？）

おあやや、やおやにおあやまり

問題024 答え　①

④（「ぶ」はいくつ？）

ぶぐばぐ　ぶぐばぐ　みぶぐばぐ
あわせてぶぐばぐ　むぶぐばぐ

⑤（「も」はいくつ？）

すももも　ももも　もものうち
すももも　ももも　もうれた

⑥（「ょ」はいくつ？）

どじょうにょろにょろ　三にょろにょろ
合わせてにょろにょろ　六にょろにょろ

答え➡P.245

問題025 答え　①う　②ス

早口言葉でかな拾い

問題 027

レベル ★★☆

次の早口言葉の中に、指示されたひらがなはいくつ入っているでしょうか。声に出しながら数えてください（指を折って数えてもかまいませんが、印をつけてはいけません）。**（制限時間①～⑥で2分）**

①（「ま」はいくつ？）

生麦生米生卵

②（「し」はいくつ？）

質屋の主人は寿司の好きな主人

③（「き」はいくつ？）

東京特許許可局長

④（「り」はいくつ？）

瓜売りが瓜売りにきて瓜売り残し
瓜売り帰る瓜売りの声

⑤（「た」はいくつ？）

この竹垣に竹立てかけたのは
竹立てかけたかったから竹立てかけた

⑥（「し（シ）」はいくつ？）

新春早々新進シャンソンソン歌手による
新春シャンソンショー

答え➡P.247

問題026 答え ①4　②4　③5　④5　⑤15　⑥9

同じポーズを探し出せ

問題 028

レベル ★★☆

次のページのイラスト群の中から、このページの女性とまったく同じポーズをしている人（後ろから見たものも含む）をすべて探してください。**（制限時間30秒）**

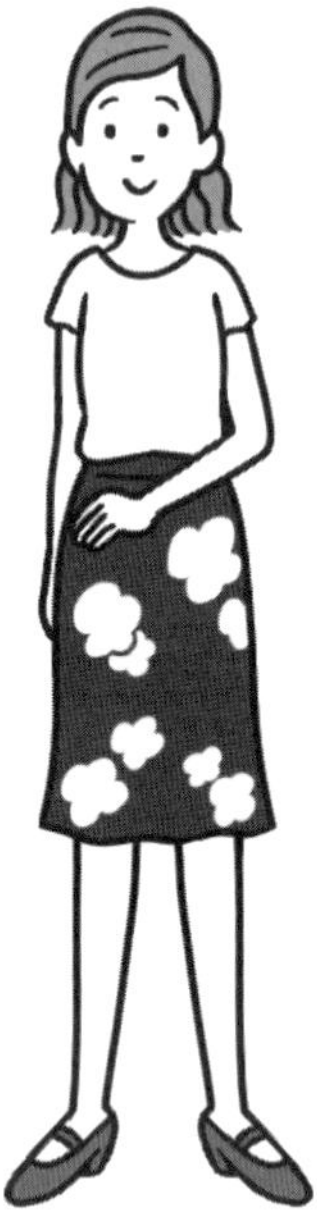

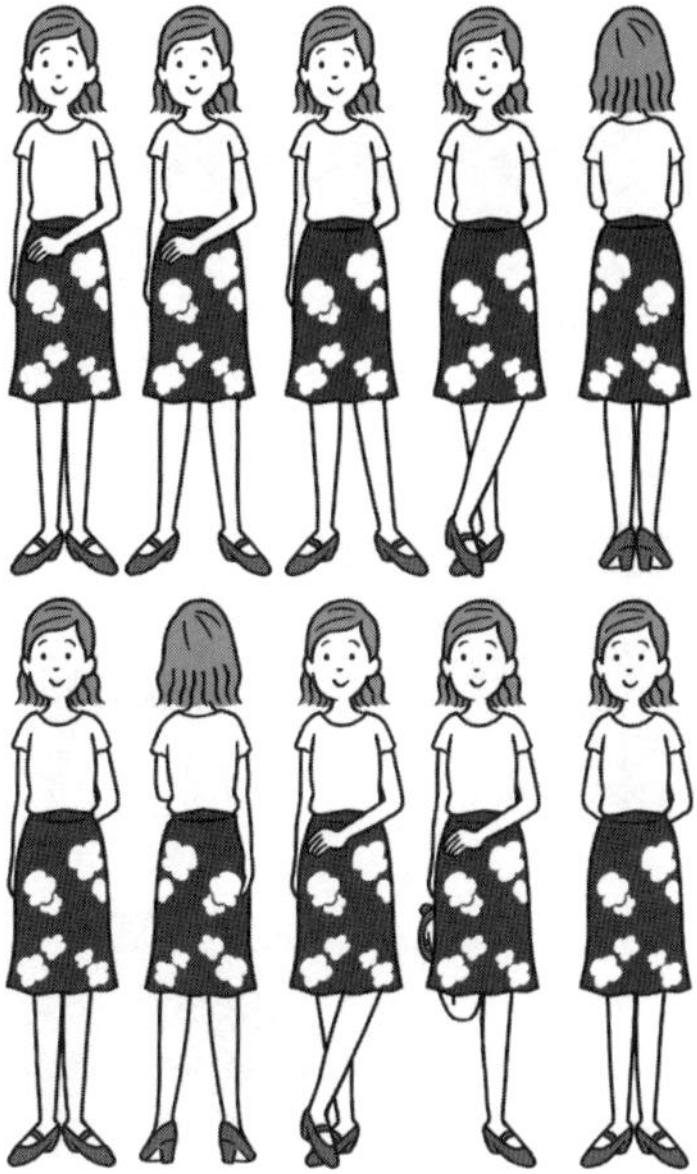

答え➡P.249

問題027 答え ①4　②4　③4　④10　⑤11　⑥10

ちょっとひと休み

集中力を鍛える30秒脳エクササイズ①

集中力を鍛えるには、２つの動作を同時に行うエクササイズが効果的です。

２拍子・３拍子運動

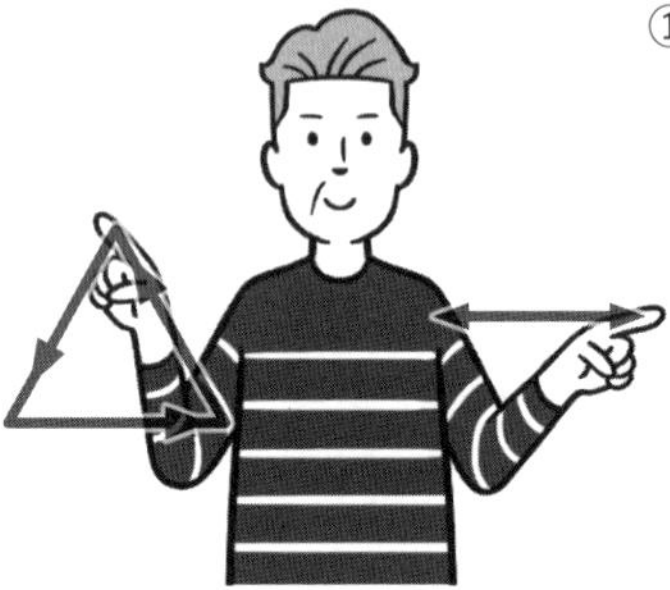

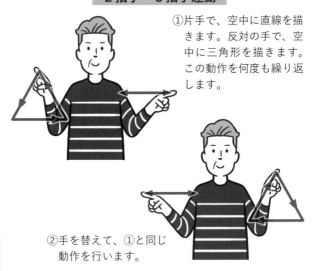

①片手で、空中に直線を描きます。反対の手で、空中に三角形を描きます。この動作を何度も繰り返します。

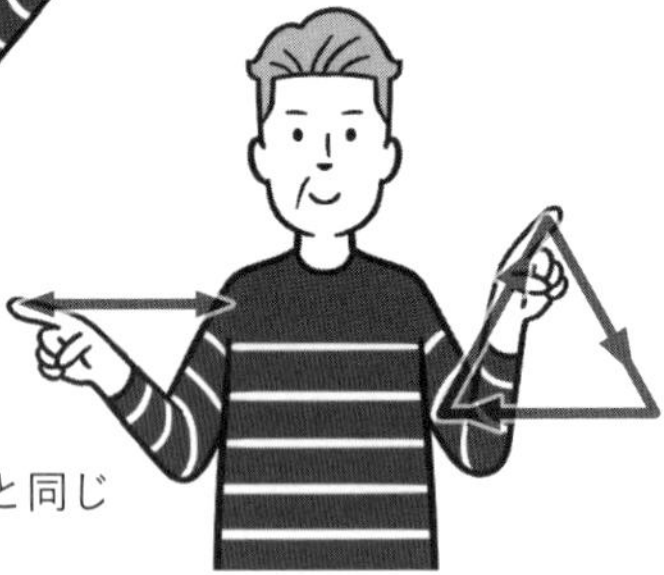

②手を替えて、①と同じ動作を行います。

☆徐々にスピードアップして、①②を繰り返し行います。

イラストを記憶せよ

問題029

レベル★☆☆

次のイラストを30秒間よく見て覚えたら、次のページへ進んでください。

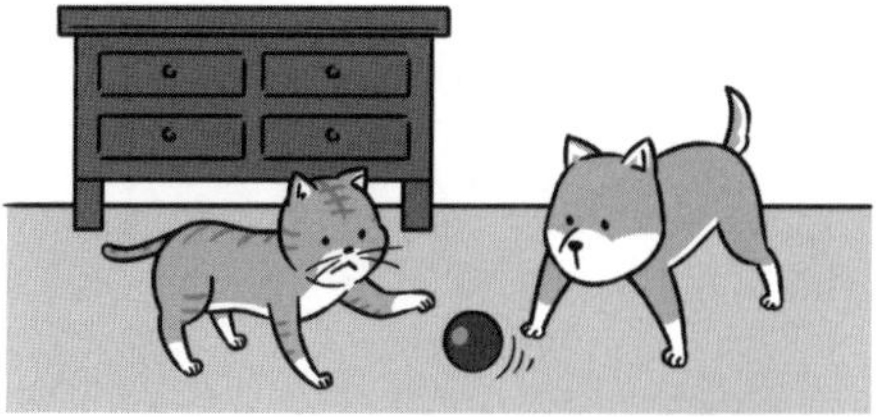

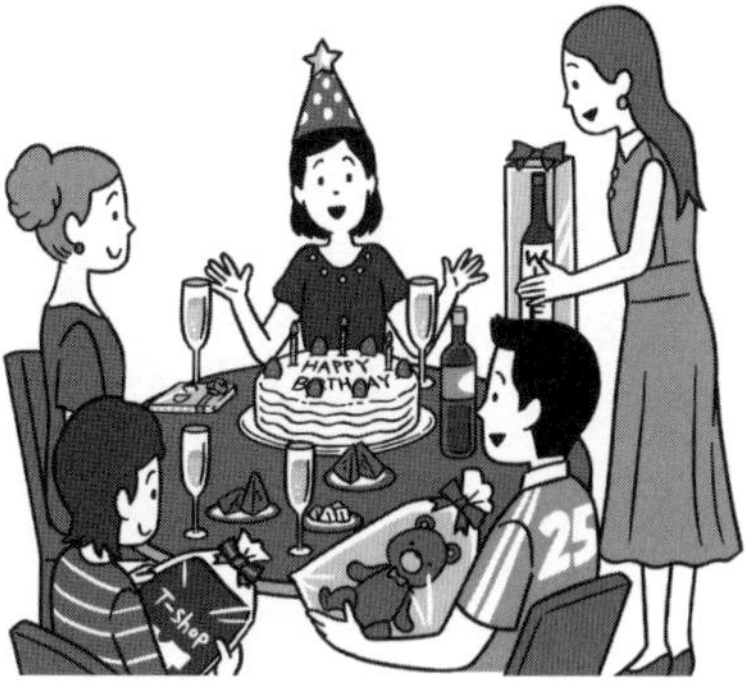

問題028 答え 上段の左から２人目、下段の左から２人目

前のページで覚えたイラストについて、次の質問に答えてください。**（制限時間Q1〜Q3で2分）**

Q1 ぬいぐるみのプレゼントをあげていたのはどんな人ですか？　着ていた洋服の特徴を答えてください。

Q2 ネコは何をしていましたか？

Q3 グラスは全部でいくつありましたか？

答え➡P.252

イラストを記憶せよ

問題030

レベル★★☆

次の2つのイラストを1分間よく見て覚えたら、次のページへ進んでください。

【A】

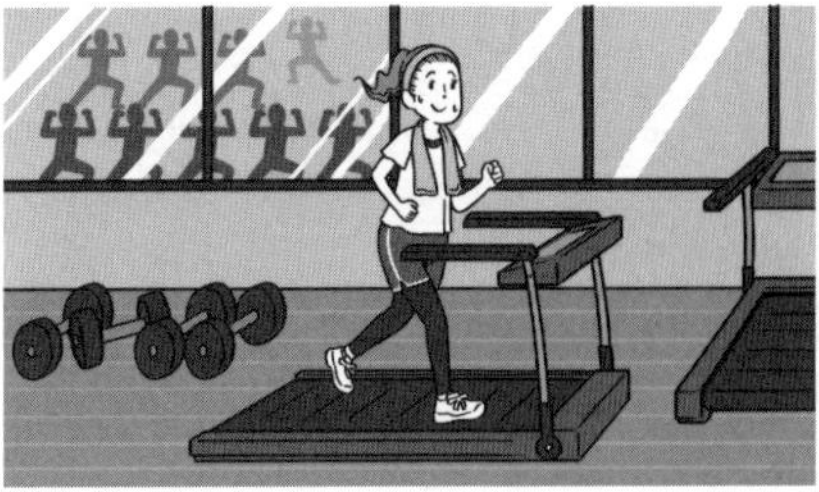

【B】

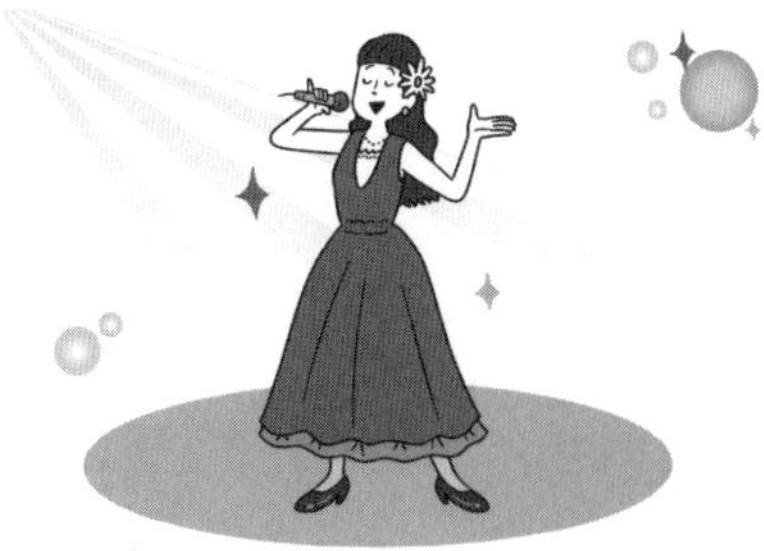

前のページで覚えたイラストと違うところを、それぞれ3カ所ずつ探してください。（**制限時間2分**）

【A】

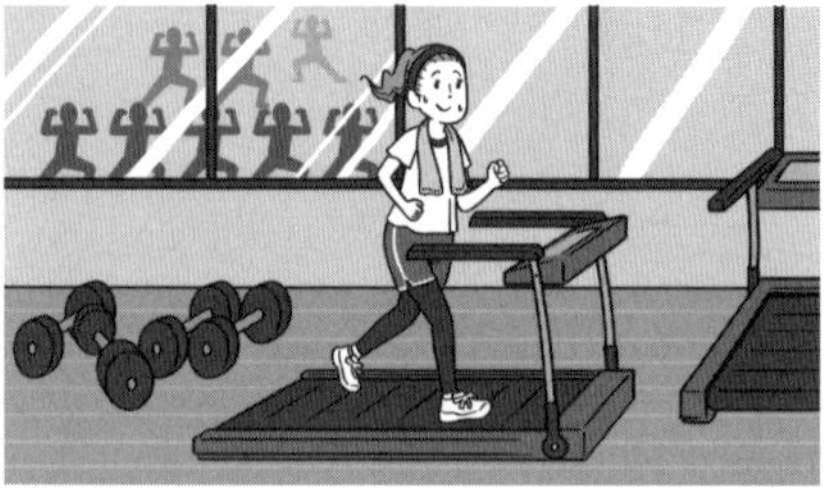

【B】

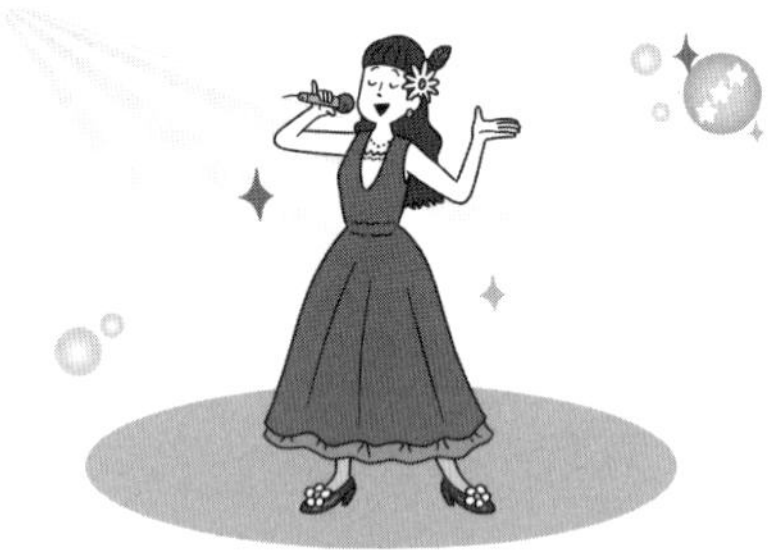

答え➡P.254

問題029 答え Q1 背に「25」と書かれたシャツを着た男性
Q2 犬とボールで遊んでいる　Q3 4つ

漢字記憶テスト

問題 031

レベル ★★★

次の文字を30秒間よく見て覚えたら、次のページへ進んでください。

鷹 擂 鱚 嬉

鯖 鮃 鮮 鱗

鯛 鰺 鱈 鯉

鰯 請 鯖 鯛

「魚」のつかない漢字はどこにありましたか。

（制限時間30秒）

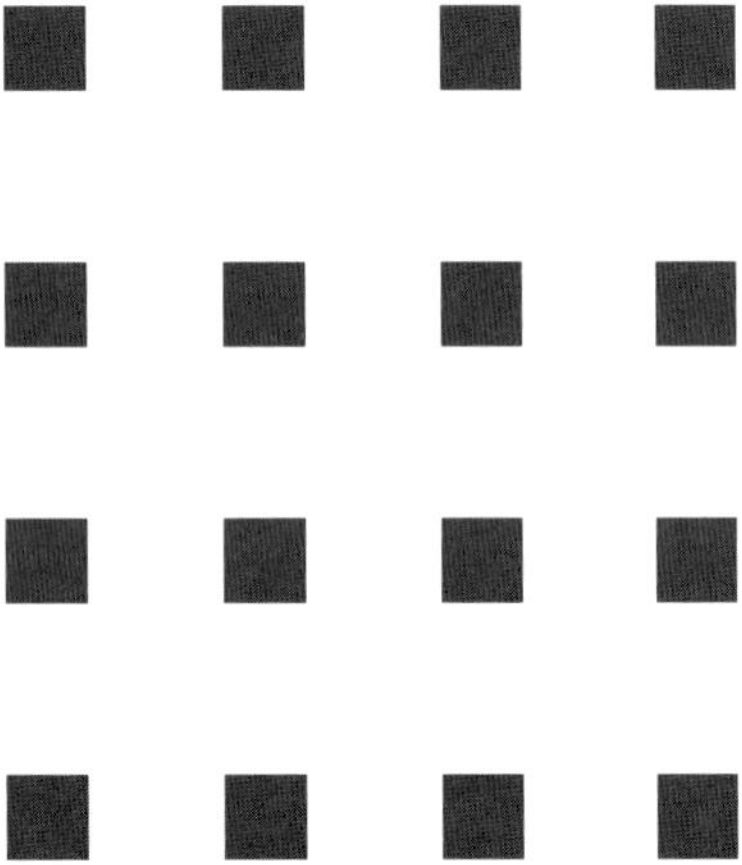

答え➡P.255

問題030 答え

A 女性のヘアバンドの色　ダンベルの向き
窓に映る人影の数

B ミラーボールの星の有無　女性の髪かざり
女性の靴のかざり

ちょっとひと休み

集中力を鍛える30秒脳エクササイズ②

集中力を鍛えるには、ふだん使わないような手の動作を行うエクササイズが効果的です。

親指・小指運動

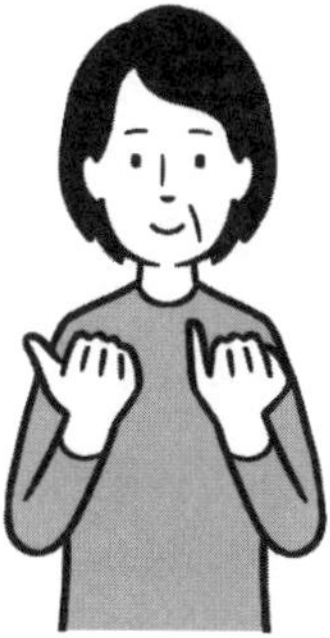

①左右の手を握り、親指と小指を同じ方向に同時に出します。

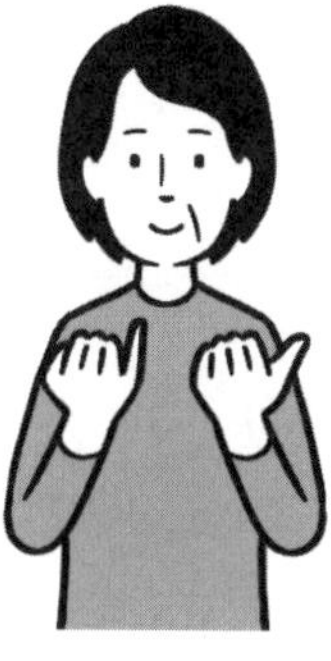

②左右交互に切り替えます。

☆徐々にスピードアップして、①②を繰り返し行います。

問題031 答え 1行目上から1文字目（鷹）と2文字目（擂）、4文字目（嬉）、4行目上から2文字目（請）

【監修者プロフィール】

篠原菊紀（しのはら・きくのり）

1960年長野県生まれ。東京大学大学院教育学研究科修了。公立諏訪東京理科大学教授、地域連携研究開発機構医療介護・健康工学研究部門長（応用健康科学、脳科学）。NHK「チコちゃんに叱られる！」「あさイチ」など、メディアでの解説や監修多数。著書、監修に『もっと！ イキイキ脳トレドリル』（NHK出版）、『クイズ！ 脳ベルSHOW 50日間脳活ドリル』（扶桑社）、『60歳からのボケないための脳力テスト』（永岡書店）などがある。

【STAFF】

カバー・本文デザイン	株式会社ウエイド（山岸 全）
イラスト	株式会社ウエイド（関 和之）
編集協力	用松 美穂
校正	くすのき舎

※本書は次の書籍に加筆・修正を加えて再編集、改題したものです。

- 篠原菊紀監修『60歳からのボケないための脳力テスト』（永岡書店／2014年）
- 篠原菊紀監修『脳がぐんぐん若返る！ 漢字ドリル』（永岡書店／2007年）
- 篠原菊紀監修『脳がぐんぐん若返る！ 篠原教授の大人の脳ドリル』（永岡書店／2006年）
- 篠原菊紀監修『脳がぐんぐん若返る！ 脳トレーニング』（永岡書店／2005年）

解くだけで記憶力がアップする　脳活ドリル

監修者	篠原 菊紀
発行者	永岡 純一
発行所	株式会社永岡書店
	〒176-8518　東京都練馬区豊玉上1-7-14
	代表03（3992）5155　　編集03（3992）7191
印　刷	誠宏印刷
製　本	コモンズデザイン・ネットワーク

ISBN978-4-522-45403-9 C0176

1つ前と同じ？ 違う？
A・B・C Nバックスタート！▸▸ A